儿童哮喘管理实践

刘玉琳　崔　璀◎主　编

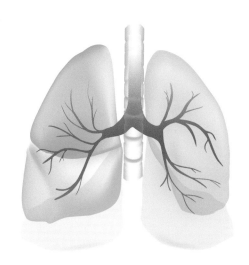

西南大学出版社
SWUP　国家一级出版社　全国百佳图书出版单位

图书在版编目（CIP）数据

儿童哮喘管理实践 / 刘玉琳, 崔瑾主编. -- 重庆：
西南大学出版社, 2023.12
ISBN 978-7-5697-2124-9

Ⅰ.①儿… Ⅱ.①刘… ②崔… Ⅲ.①小儿疾病—哮
喘—护理 Ⅳ.①R473.72

中国国家版本馆 CIP 数据核字（2024）第 000667 号

儿童哮喘管理实践

ERTONG XIAOCHUAN GUANLI SHIJIAN

主　编　刘玉琳　崔　瑾
副主编　王紫娟　张湛美　赵智华　郭　蓉　

责任编辑 | 朱春玲
责任校对 | 郑祖艺
特约校对 | 蒋云琪
封面设计 | 古点
插　　画 | 何　炫
排　　版 | 吕书田
出版发行 | 西南大学出版社（原西南师范大学出版社）
地　　址 | 重庆市北碚区天生路 2 号
邮　　编 | 400715
印　　刷 | 重庆三达广告印务装潢有限公司
成品尺寸 | 170 mm × 240 mm
印　　张 | 9.75
字　　数 | 147 千字
版　　次 | 2023 年 12 月第 1 版
印　　次 | 2023 年 12 月第 1 次印刷
书　　号 | ISBN 978-7-5697-2124-9
定　　价 | 38.00 元

foreword

序

儿科护理专家刘玉琳主任护师主编的《儿童哮喘管理实践》即将出版，约我为之作序，我欣然应允。我在儿童哮喘防治领域实践已三十余载，深知哮喘作为影响成人及儿童健康的重大疾病，能在其防治水平上提升一步是何等不易！之所以目前哮喘防治效果不尽如人意，一方面它的发病机制和影响因素确实复杂多样，很多领域尚未攻克；另一方面，人们对哮喘本质的了解及药物使用方法、药物副作用的认识、环境因素的避免等诸多方面还存在较大的误区，等等。这些非技术因素同样影响着哮喘控制水平，因此我们迫切期望能有一本写给患儿及家长、基层儿科医务人员的既有专业属性也有科普特色的医学著作，通过深入浅出的叙事语言，将专业深涩的哮喘防治指南、技术转换成普通人士都能读懂并掌握其方法的疾病防治读物。如能这样，无疑对提高哮喘防治水平发挥重要作用。而刘玉琳及其同道正是顺应了哮喘防治实践需要，编写了这本书。

我认真拜读了本书，觉得它既对儿童哮喘发生发展的趋势有较深透的认识，又对影响其发病的内外环境因素有较全面的阐释，还对哮喘出现的各种症状表现有较仔细的描述，更对当前患儿、家长及基层医务人员认识哮喘、防治哮喘存在的误区有较准确的分析。根据上述情况对症下药，并形成解决之策，把深奥的医学知识、技术、药物通过科普化的语言及形象的描述，变成患儿家长、基层医务人员都能理解和掌握的内容，因此具有较强的可读性、指导性、可操作性。

该书篇章结构完整，内容涵盖了近年国际国内有关哮喘预防、诊断、治疗、康复、健康管理等各方面的新知识、新的指南共识、新的药物及技术，而且采用问答的形式，让读者对问题及答案一目了然，读后可以消除非专业人士对哮喘药物应用的误区，提升哮喘用药的依从性和药物使用方法的正确性，而且对哮喘防治整体水平的提高起到了积极的作用。在此向广大哮喘患儿、家长及基层儿科医务人员推荐学习，并应用于哮喘防治的实践中。

此序！

重庆医科大学附属儿童医院

2023 年 11 月

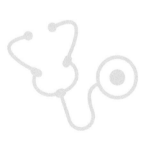

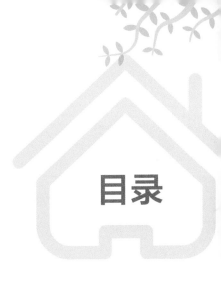

目录

第一部分

PART ONE

儿童支气管哮喘
基础知识篇

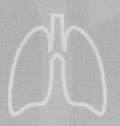

一、什么是支气管哮喘？

支气管哮喘（bronchial asthma），简称哮喘，是一种以慢性气道炎症和气道高反应性为特征的异质性疾病，以反复发作的喘息、咳嗽、气促、胸闷等症状为主要临床表现，常伴有可逆性呼气气流受限和阻塞性通气功能障碍，常在夜间和（或）凌晨发作或加剧，是儿童最常见的慢性呼吸道疾病之一。呼吸道症状的具体表现形式和严重程度具有随时间变化而变化的特点。

1.什么是慢性气道炎症相关性疾病？

慢性气道炎症相关性疾病是指由各种原因（如过敏原暴露、病原体感染或创伤等）引起的气道急性或亚急性炎症反应未能得到有效控制，使炎症持续存在或诱因反复触发而导致的一组慢性气道疾病。支气管哮喘是儿童最为常见和最具代表性的慢性气道炎症相关性疾病。

2.什么是气道高反应性？

气道高反应性（airway hyperresponsiveness，AHR）是一种病理状态，表现为在各种因子的刺激下，气道（主要是气道平滑肌）发生收缩障碍，进行过强或过早的收缩，引起气道管腔狭窄和气道阻力明显增加。这种病理状态与支气管哮喘的慢性气道炎症、气道神经受体损伤和气道重塑等因素有关。气道炎症被认为是导致支气管哮喘气道高反应性的重要机制。

3.怎样理解支气管哮喘的异质性？

支气管哮喘是一种由多因素导致的综合征，其病因复杂，在遗传背景、疾病触发、病程进展、临床表型和治疗反应上存在明显的个体差异，即存在异质性。因为支气管哮喘的异质性，其临床管理需采取个体化治疗。

二、什么是咳嗽变异性哮喘？

咳嗽变异性哮喘（cough variant asthma，CVA）是支气管哮喘的一种特殊类型，儿童通常无明显喘息、气促等症状，但存在气道高反应性。临床主要表现为刺激性干咳，夜间及凌晨明显，可由感冒、冷空气、灰尘及油烟等诱发或加重。

诊断标准：（1）咳嗽持续时间大于4周，常在运动、夜间和（或）凌晨发作或加重，以干咳为主，不伴有喘息。

（2）临床上无感染征象，或经较长时间抗生素治疗无效。

（3）抗支气管哮喘药物诊断性治疗有效。

（4）排除引起慢性咳嗽的其他原因。

（5）支气管激发试验阳性和（或）呼气流量峰值（peak expiratory flow，PEF）日间变异率（连续监测2周）≥13%。

（6）个人或一、二级亲属有特应性疾病史，或变应原检测阳性。

以上（1）~（4）项为诊断基本条件。

专家提醒

由于咳嗽变异性哮喘临床表现的特殊性，其常被漏诊或误诊，整体控制水平并不理想，在一定程度上未得到重视。

三、儿童支气管哮喘的发病率如何？

支气管哮喘是儿童最常见的慢性疾病之一。儿童支气管哮喘因其复杂的病因，发病率有性别、年龄和地区差异等异质性。世界卫生组织[①]（WHO）的调查结果

———————
① 世界卫生组织（World Health Organization，简称WHO）负责对全球卫生事务提供指导，拟定卫生研究议程，制定规范和标准，阐明以证据为基础的政策方案，向各国提供技术支持，以及监测和评估卫生趋势。

表明,全球儿童支气管哮喘的发病率呈逐年上升趋势,到2025年,预测全球将有1亿儿童罹患支气管哮喘。全国儿科哮喘协作组(儿童哮喘防治协作组)进行了3次全国儿童支气管哮喘发病率调查,其调查结果显示,1990年至2010年的20年间,儿童支气管哮喘的发病率呈显著上升趋势。2010年,我国主要城市城区0至14岁儿童支气管哮喘累积发病率为3.02%。2017—2018年,我国儿童支气管哮喘的年发病率(6.5%)较2015—2016年(3.8%)显著上升,其中上海学龄期儿童支气管哮喘的发病率高达13.9%,几乎比2010年的调查数据增长1倍,居全球大都市儿童支气管哮喘发病率的前位。患支气管哮喘的儿童通常以男孩为主,在青春期儿童中这一点最为明显。儿童支气管哮喘的复发率主要与下列因素有关。

1.疾病控制水平

儿童支气管哮喘的复发率通常与疾病的控制水平有关。如果儿童的支气管哮喘得不到有效控制,症状可能会更频繁地复发。

2.治疗依从性

儿童及其家庭对支气管哮喘治疗计划的依从性对复发率有重要影响。如果儿童能够按照医生的建议正确使用药物,那么症状得以控制的概率会增加。

3.支气管哮喘的严重程度

儿童支气管哮喘的严重程度也会影响复发率。支气管哮喘严重的儿童更容易出现症状复发。

4.触发因素

某些触发因素,如过敏原、感染或环境污染等,可能会导致支气管哮喘症状的复发。

5.治疗策略

使用有效的支气管哮喘管理策略,包括服用长期控制药物和急救药物,可以降低复发率。

6.年龄

儿童的年龄也可能影响复发率。有些儿童在年幼时症状发作较为频繁,但随着年龄增长,症状可能减轻或减少。

7.家庭的支持和教育

家庭的支持和正确的教育对降低支气管哮喘复发率至关重要。家长需要了解应对支气管哮喘症状的相关知识,并能够在紧急情况下知道如何采取有效的措施。

当前我国儿童支气管哮喘的诊治虽已取得较大进展,但仍有约30%的城市儿童支气管哮喘未能得到及时诊断,并有20%以上的儿童支气管哮喘未良好控制。若未给予积极治疗,儿童支气管哮喘在约1/3至1/2的人中可迁延至成年。

四、儿童支气管哮喘有哪些临床特点?

儿童支气管哮喘具有反复发作性、诱发因素多样性、时间节律性、季节性和可逆性等特征,常在夜间和(或)清晨发作或加剧。

其典型临床特点是反复发作的喘息、咳嗽、气促和胸闷,发病原因多与接触变应原、冷空气、物理或化学性刺激、呼吸道感染、运动以及过度通气(如大笑和哭)等有关。上述症状和体征经抗支气管哮喘治疗可有效或自行缓解;儿童多有支气管哮喘等过敏性疾病家族史或者湿疹、变应性鼻炎(allergic rhinitis, AR)等其他过敏性疾病病史;慢性持续期和临床缓解期患儿可能无异常体征。

婴幼儿:起病较缓,发病前1~2 d常伴有上呼吸道感染;

年长儿:大多起病较急,且多在夜间发作。

共同症状:发作前常有先兆症状,随后症状加重,伴有呼气性呼吸困难和哮鸣音。

严重者:烦躁不安,面色苍白,鼻翼扇动,口唇及指甲发绀,呼吸困难,有的甚至大汗淋漓,被迫采取端坐位。

体格检查:可见桶状胸、三凹征,同时颈静脉显著怒张。叩诊如呈鼓音,并有膈肌下移,心浊音界缩小,提示已发生肺气肿;听诊呼吸音减弱,全肺可闻哮鸣音及干性啰音。

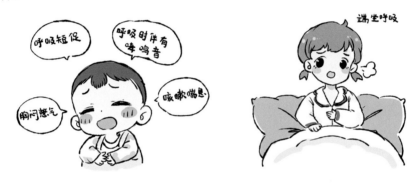

支气管哮喘发作一般可自行缓解或用平喘药物后缓解。若支气管哮喘严重发作,经合理应用缓解药物后仍有严重哮喘或进行性呼吸困难,称作哮喘危重状态(哮喘持续状态)。此时,由于通气量减少,两肺几乎听不到呼吸音,称"闭锁肺",是支气管哮喘最危险的体征。随着病情的加剧,支气管哮喘严重发作的儿童因气促不能整句说话,行走及平卧均困难,多为端坐呼吸,病情危重者出现呼吸暂停、谵妄甚至昏迷。儿童由呼吸严重困难的挣扎状态转为软弱无力的状态,严重时可能导致急性呼吸衰竭。

专家提醒

典型的支气管哮喘症状不难观察,不典型的支气管哮喘发作需十分警惕。

不典型症状可表现为运动或体力劳动时乏力、气促或胸闷,婴幼儿在哭闹或玩闹后出现喘息或喘鸣音,或仅有夜间和清晨的咳嗽。儿童慢性或反复咳嗽有时可能是支气管哮喘的唯一症状,即咳嗽变异性哮喘,常在夜间和清晨发作,运动可加重咳嗽。

支气管哮喘反复发作的儿童,常伴有营养障碍和生长发育落后。为有效预防支气管哮喘发作,儿童应遵医嘱使用支气管哮喘的控制药物,并随身携带沙丁胺醇气雾剂,以便在支气管哮喘发作时及时吸入沙丁胺醇从而保障生命安全。

五、儿童支气管哮喘有哪些类型?

支气管哮喘分类方法较多,常根据临床症状和诱发因素来分类。

1.根据临床症状分类

①典型的支气管哮喘。

见前文描述。

②不典型的支气管哮喘。

a.咳嗽变异性哮喘:咳嗽时间持续4周以上,常在夜间和(或)清晨发作或加剧,以干咳为主,抗生素治疗无效,抗支气管哮喘治疗有效。

b.胸闷变异性哮喘(chest tightness variant asthma,CTVA):胸闷持续或反复发作,且以胸闷为唯一或主要临床表现,无喘息、气急、慢性咳嗽等典型支气管哮喘的症状。

c.隐匿性哮喘:无反复发作喘息、气促、胸闷或咳嗽的临床表现,但长期存在气道反应性增高。

2.根据诱发因素分类

①感染诱发的哮喘。

多数由呼吸道病毒感染引起,是婴幼儿支气管哮喘发作的主要诱发因素。

②过敏性哮喘。

儿童接触过敏原诱发的支气管哮喘。

③运动性哮喘(exercise-induced asthma,EIA)。

指运动后发生的急性、暂时性支气管痉挛和气道阻力增高的病理状态。

④肥胖性哮喘。

体重控制不当引起过度肥胖导致的支气管哮喘。

⑤阿司匹林及其他药物诱发性支气管哮喘。

由于使用某些药物而引起的支气管哮喘发作(儿童相对少见)。

除上述分类方法外,支气管哮喘也可以根据临床病程、年龄、致敏原或触发因素、病理生理学、支气管哮喘严重程度等进行分类。

六、儿童支气管哮喘急性发作前有哪些先兆症状?

儿童支气管哮喘急性发作前常会有一些先兆症状,其症状因人而异。典型的症状有咳嗽、胸闷、呼吸急促,常伴有鼻痒、打喷嚏、流涕、眼痒、流泪等症状。婴幼儿可能有精神萎靡,少言少动或哭闹不止等异常表现。儿童支气管哮喘从出现先兆到发作的时间不等,可数秒、数分钟,甚至可能数天,可通过症状和呼气流量峰值监测两种办法识别支气管哮喘的发作。当出现频繁咳嗽、喘息、胸闷、夜咳加重、呼气流量峰值低于60%~80%预计值等情况时,提示为支气管哮喘急性发作,需立即使用缓解类药物。

需要注意的是,并非每次发作都有先兆,应随身备好快速缓解药物,一旦发作,立刻进行院外自我救治,并及时就医。

七、支气管哮喘会遗传吗？

如果父母患有支气管哮喘,那么孩子会得支气管哮喘吗？可以肯定地说,遗传因素与支气管哮喘的发病有很密切的关系。支气管哮喘是一种具有家族遗传倾向的异质性疾病,支气管哮喘家族史是早已公认的支气管哮喘发病的高危因素。研究表明,支气管哮喘各级亲属患病率高于一般群体,一级亲属>二级亲属>三级亲属。一至三级亲属患病率分别为27.30%、9.81%、4.02%,支气管哮喘遗传度在80%左右。若父母中一方患有支气管哮喘,儿童患支气管哮喘的概率为20%,患病率较其他儿童高2~5倍;若父母双方均患有支气管哮喘,儿童的患病率约为50%。因此,对有支气管哮喘家族史的儿童,其出生后应加强监护,尽早采取预防措施。

专家提醒

未婚青年男女应做好婚前遗传咨询,重视双方家族过敏史等,预测子女患支气管哮喘的遗传概率。

虽然具有支气管哮喘家族史的儿童患支气管哮喘的可能性较高,但家长可加强对支气管哮喘的认识,避免不良环境因素等影响,儿童支气管哮喘仍是可防可控的。

注:一级亲属是指一个人的父母、子女以及亲兄弟姐妹。

二级亲属是指一个人的叔、伯、姑、舅、姨、祖父母、外祖父母。

三级亲属是指一个人的表兄妹或堂兄妹。

八、孩子长大了支气管哮喘自然就会好吗？

支气管哮喘在儿童时期可能会发展或症状加重,但并不是每个支气管哮喘儿童都会在成年后继续经历支气管哮喘发作。支气管哮喘在不同的人群中表现出不同的病程,因此无法确切预测哪些儿童会在成年后摆脱支气管哮喘的困扰,哪些儿童会持续受到影响。一些儿童的哮喘症状可能在其青少年时期或成年后就会减轻或病情稳定,甚至可能不再需要常规的支气管哮喘治疗,这种情况通常被称为"哮喘的临床缓解"。然而,有些儿童,尤其是在儿童时期支气管哮喘严重或难以控制者,可能在成年后仍然会经历支气管哮喘发作。

总的来说,大部分儿童在进行规律的有效治疗后,其支气管哮喘能够得到很好的控制,对日常生活和学习影响较小,随着年龄的增加,支气管哮喘发作频次会明显下降直至为零。

以下是改善支气管哮喘预后的措施。

1.遵循医疗建议

确保儿童按照医生的处方定期使用支气管哮喘控制药物和急救药物。请不要停止用药或更改药物剂量,除非得到医生的明确指导。

2.避免接触支气管哮喘诱发因素

尽量减少儿童接触可能引起支气管哮喘发作的因素。这些因素可能包括过敏原(如花粉、尘螨、宠物皮屑)、烟雾、空气污染和病毒感染等。保持室内空气清洁,避免吸烟,限制儿童接触过敏原,可以减少支气管哮喘发作的风险。

3.锻炼和体育运动

鼓励儿童积极参与适度的体育活动。有氧运动可以改善肺部功能和体质,但要在医生的指导和家长的有效监护下进行,以确保活动安全。

4.健康饮食

给儿童提供均衡的饮食,包括新鲜的水果、蔬菜、全麦食品和富含蛋白质的食物。有研究表明,Omega-3脂肪酸可能对控制支气管哮喘有益,可以考虑添加深海鱼类或亚麻籽油等食物。

5.保持正常体重

肥胖可能加重支气管哮喘症状,所以要确保儿童维持正常的体重。

6.减轻压力

情绪和压力可能会引起支气管哮喘发作,所以要帮助儿童学会有效地处理压力和控制情绪。

7.定期检查

定期进行检查,确保儿童的病情得到有效监控,及时调整治疗方案。

8.教育

帮助儿童理解支气管哮喘是一种可管理的疾病,教会他们正确使用支气管哮喘吸入剂和紧急救助药物。

9.制定支气管哮喘行动计划

与医生一起制定支气管哮喘行动计划,明确急救药物的使用方法,并告诉儿童何时需要立即寻求医疗帮助。

10.监测症状

监测支气管哮喘症状的变化,了解症状与特定环境因素之间的关联,调整管理策略。

支气管哮喘控制不佳致反复发作、重度哮喘、反复呼吸道感染、暴露于"二手烟"或致敏环境下,以及饮食习惯不佳和病情复杂的儿童预后相对较差。

专家提醒

虽然儿童支气管哮喘的防治比较棘手,但是通过规范化治疗以及加强自我保健,大多数儿童均能获得理想的治疗效果。

九、儿童支气管哮喘与成人支气管哮喘有什么关系?

儿童支气管哮喘主要由呼吸道感染诱发,随着年龄的增长过敏原诱发支气管哮喘的概率增大,运动性哮喘多见于儿童。由于儿童支气管及肺发育不成熟,免疫功能不完善,支气管哮喘发病率远高于成人。经过规范化的支气管哮喘治疗,随着肺功能发育成熟和呼吸道感染减少等,60%的支气管哮喘儿童在青春期哮喘症状会消失,但仍有12%~35%的儿童在成人期会重新出现哮喘症状。相反,如果支气管哮喘早期得不到正确诊断和规范治疗,可能会影响儿童肺部的发育。尤其是重症儿童支气管哮喘,80%~90%可能会发展为成人支气管哮喘,成年后慢性阻塞性肺疾病(chronic obstructive pulmonary disease,COPD)的发生率也会明显增高。

十、支气管哮喘会影响儿童生长发育吗?

首先,支气管哮喘是一种慢性疾病,严重或长期未控制的支气管哮喘本身会抑制儿童的生长发育,造成肺功能异常。但只要儿童得到规范有效的治疗,使病情得到良好的控制,支气管哮喘对儿童的生长发育是没有多大影响的。

其次,儿童处于生长发育的关键时期,家长们会担心治疗支气管哮喘的吸入型糖皮质激素(inhaled corticosteroid,ICS)会影响小朋友的生长发育,那么支气管哮喘用药到底是利大于弊还是弊大于利呢?

现有研究和实践已证明:(1)长期低剂量的ICS治疗对儿童生长发育和骨骼代谢无显著影响;(2)长期中小剂量的ICS治疗对儿童身高的增长速度可能有轻度减

缓作用,但这并不影响或仅轻度影响其最终身高,因为这种暂时性的身高抑制只出现在支气管哮喘治疗的早期。

所以,长期中小剂量的ICS治疗对支气管哮喘儿童身高、体重、骨密度及骨钙素无明显影响,且能改善其肺功能。

十一、什么样的儿童容易患支气管哮喘?

支气管哮喘的发病是多种因素交互作用的结果,以下是可能增加儿童患支气管哮喘风险的常见危险因素。

1. 遗传因素

有支气管哮喘家族史的儿童更容易患支气管哮喘,遗传因素在支气管哮喘发病中起着重要作用。

2. 过敏原

过敏性体质的儿童更容易对环境中的过敏原(如尘螨、花粉、宠物皮毛等)产生过敏反应,从而增加患支气管哮喘的风险。另外,药物过敏也是增加患支气管哮喘风险的原因之一。

3. 早期呼吸道感染

婴儿时期频繁的呼吸道感染,特别是与呼吸道合胞病毒(respiratory syncytial virus,RSV)相关的感染,幼儿期接触呼吸道病毒,如冠状病毒和腺病毒,均可能增加患支气管哮喘的风险。

4. 被动吸烟

母亲怀孕期间或儿童早期接触"二手烟"会增加患支气管哮喘的风险。

5.空气污染

生活在高度污染的地区,空气中的污染物,如颗粒物和化学物质,可能会增加患支气管哮喘的风险。

6.儿童肥胖

肥胖儿童患支气管哮喘的风险较高。肥胖还可能导致呼吸系统的炎症,加重支气管哮喘症状。

7.早期生活环境

生活在靠近交通污染源的地方可能会增加患支气管哮喘的风险。

8.儿童肺部发育

婴幼儿时期,肺部的发育异常可能会增加患支气管哮喘的风险。

请注意,这些因素可能会相互作用。每个儿童的情况都是独特的,有这些危险因素的儿童不一定会患上支气管哮喘,而没有这些危险因素的儿童也可能会患上支气管哮喘。支气管哮喘的发病原因仍然在研究中,而且与个体遗传和环境因素的相互作用密切相关。如果您担心您的孩子可能患有支气管哮喘,建议咨询医疗专业人士,由他们进行评估和指导。

十二、为什么有的儿童只是咳嗽也被诊断为支气管哮喘?

只是咳嗽也被诊断为支气管哮喘的这些儿童应该是患有咳嗽变异性哮喘(CVA)。儿童咳嗽变异性哮喘是支气管哮喘的一种特殊亚型,没有典型的支气管哮喘症状。以下是关于儿童咳嗽变异性哮喘的一些重要信息。

1.症状

儿童咳嗽变异性哮喘的主要症状是慢性的、顽固性的咳嗽,通常是干性咳嗽。这种咳嗽可能会在夜间或遇到寒冷空气时加重。

2.缺少典型哮喘症状

与典型的支气管哮喘不同,儿童咳嗽变异性哮喘患者通常没有喘息和呼吸困难,尤其是在咳嗽是唯一症状的情况下。

3.诊断方法

为了确诊儿童咳嗽变异性哮喘,医生通常需要进行一系列的呼吸功能测试,如肺功能测试和支气管激发试验。这些测试可以帮助医生评估气道的敏感性和反应性。

4.咳嗽变异性哮喘的除外诊断

由于缺乏典型的支气管哮喘症状,医生需要排除导致慢性咳嗽的其他原因,如慢性咳嗽综合征或其他呼吸道感染。

5.治疗

一旦被确诊为咳嗽变异性哮喘,儿童通常会接受与典型支气管哮喘患者相似的治疗,药物包括吸入型糖皮质激素和支气管舒张剂。这些药物有助于减轻咳嗽症状和控制炎症。

6.预后

通过及时的诊断和治疗,大多数患咳嗽变异性哮喘的儿童能够有效地控制咳嗽和维持正常的生活质量。

综上所述,咳嗽变异性哮喘有其独特的临床特点,主要为干咳,持续时间大于4周,不伴有喘息,发作时间及病情加重特点同典型支气管哮喘。若较长时间抗感染治疗无效,抗支气管哮喘诊断性治疗有效,需排除其他原因引起的慢性咳嗽。这部分儿童通常也有可逆性气流受限、个人及家族过敏史。因此,若儿童反复慢性咳嗽,抗感染治疗效果欠佳,需警惕其患咳嗽变异性哮喘的可能,建议及时就医诊治。

十三、支气管哮喘为什么常在夜间或清晨发作?

支气管哮喘常在夜间或清晨发作,可能有以下几个方面的原因。

1. 过敏原因素

接触过敏原(尘螨多见)是支气管哮喘的主要诱发因素,多数儿童的支气管哮喘在其接触过敏原6~8 h后诱发。

2. 生理节律因素

肺功能的昼夜模式决定了白天肺功能相对较强(下午4点),而夜间肺功能相对较弱(凌晨4点),故支气管哮喘易在夜间或清晨发作。

3. 体温变化因素

夜间温度较低,冷空气可引起支气管收缩,导致支气管哮喘发作。

4. 睡眠体位因素

儿童睡觉时仰卧位多见,仰卧时气管呼吸阻力明显增加,可致支气管痉挛,诱发支气管哮喘。

5.胃食管反流因素

部分儿童有胃食管反流疾病,夜间平卧位时更容易使胃内的食物或胃液反流到食管中,若发生呛咳,则易将胃内的食物或胃液吸入呼吸道,引起支气管痉挛,导致支气管哮喘发作。

6.炎症因素

患支气管哮喘的儿童多合并有鼻窦炎或过敏性鼻炎,鼻部分泌物可导致局部炎症下行,引起气道炎症,导致支气管哮喘发作。

7.空气干燥因素

低湿度环境可能会对支气管哮喘儿童的呼吸道产生负面影响。在干燥的空气中,呼吸可能导致呼吸道黏膜干燥,加剧支气管哮喘症状,包括喉咙干痒、咳嗽、喘息等。

十四、毛细支气管炎会发展成为支气管哮喘吗?

毛细支气管炎与支气管哮喘不存在绝对的因果关系,目前对此结论学界有一定的争议。患毛细支气管炎的婴幼儿在以后的生活中患喘息相关疾病(包括支气管哮喘)的风险会增加。有研究显示,患毛细支气管炎的婴幼儿20%~54%会发展成儿童支气管哮喘。对支气管哮喘可能的危险因素多变量评估表明,婴幼儿期呼吸道合胞病毒所致毛细支气管炎对支气管哮喘的相对危险度(OR值,提示与支气管哮喘的相关性)最高,即最容易发展为支气管哮喘。这种关联在儿童5岁前最为明显,也可能会延续到10岁。通过比较女孩与男孩的OR值发现,1岁前,男孩比女孩更容易由毛细支气管炎发展为持续性支气管哮喘(男孩的OR值为6.49,女孩的OR值为4.38)。

同时,许多危险因素与早年有毛细支气管炎病史的儿童发生支气管哮喘有关,包括产前因素(母亲支气管哮喘控制和怀孕期间吸烟)、产后因素(早产、先天性心脏病、已有的肺功能受损、特应性个人病史)、患毛细支气管炎的临床过程(疾病的严重程度和病毒病原体)、儿童期喘息(反复呼吸道感染所致的喘息)、父母支气管哮喘史、家庭环境(湿度、灰尘、螨虫、烟雾)和人口因素(男性、社会经济地位较低)等。

十五、喘息和支气管哮喘有什么关系?

有喘息病史的婴幼儿更有可能患支气管哮喘。喘息是一种高度异质性的情况,并不是所有的喘息都会发展为支气管哮喘。喘息是5岁及以下儿童支气管哮喘最常见的症状。喘息以几种不同的模式发生,与支气管哮喘的诊断结果是相似的。这时,临床医生的确认就很重要,因为父母可能会将任何嘈杂的呼吸描述为"喘息"。

婴幼儿期的部分反复喘息就是支气管哮喘。儿童支气管哮喘多起始于3岁前,目前尚无特异性的检测方法和指标作为将婴幼儿期的喘息确诊为支气管哮喘的依据。但支气管哮喘预测指数(modified asthma predictive index,mAPI)可有效地用于预测婴幼儿期的喘息发展为持续性哮喘的危险性。mAPI:在过去1年喘息≥4次,具有1项主要危险因素或2项次要危险因素。

主要危险因素包括:(1)父母有支气管哮喘史;(2)经医生诊断为特应性皮炎;(3)有吸入变应原致敏的依据。次要危险因素包括:(1)有食物变应原致敏的依据;(2)外周血嗜酸性粒细胞≥4%;(3)有与感冒无关的喘息。如支气管哮喘预测指数阳性,建议按支气管哮喘规范治疗。

除支气管哮喘外,引起婴幼儿反复喘息的疾病还包括其他的某些呼吸系统疾病、消化系统疾病、心血管疾病等,应注意加以鉴别。

专家提醒

儿童支气管哮喘需注意与以下疾病相鉴别。

(1)婴幼儿期喘息：①引起气道管腔异常的疾病；②异物吸入。

(2)感染性疾病：①结核感染；②迁延性细菌性支气管炎。

(3)少见或罕见引起喘息的疾病。

十六、过敏和支气管哮喘有什么关系？

过敏和支气管哮喘之间存在密切的关系，它们之间的主要关联如下。

1.共同的发病机制

过敏和支气管哮喘都是与免疫系统异常反应相关的疾病。在过敏性反应中，免疫系统对通常无害的物质(如花粉、尘螨、宠物皮屑等)产生异常的免疫反应，导致炎症和过敏症状。支气管哮喘则是一种慢性气道炎症疾病，免疫系统对气道产生过度的反应，导致气道狭窄和呼吸困难。

2.共同的症状

过敏和支气管哮喘都可以表现出相似的症状，如咳嗽、喘息、胸闷和呼吸困难。这些症状通常在接触过敏原后或在特定情况下出现。

3.过敏性哮喘

有些儿童患有过敏性哮喘，这是过敏和支气管哮喘的结合体。这种情况下，儿童对特定过敏原敏感，过敏反应会导致支气管哮喘症状的恶化。

4.治疗方法的重叠

过敏和支气管哮喘的治疗方法有一些重叠,如使用抗过敏药物(抗组胺药)、吸入型糖皮质激素、支气管舒张剂等。这些药物可以帮助患者减轻过敏和支气管哮喘的症状。

因此,过敏是诱发支气管哮喘的危险因素。过敏原会引起呼吸道释放炎性因子,进而加重呼吸道炎症反应,导致支气管哮喘发作。

十七、常见的过敏原有哪些?

1.吸入性过敏原

常见的有螨(屋尘螨、粉尘螨)、屋尘、花粉(豚草、葎草、蒿属等)、霉菌、蚕丝、动物毛皮等,特别是螨占有重要地位。

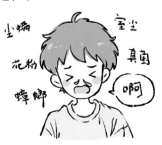

吸入性过敏原

2.食入性过敏原

主要是食物蛋白质(如牛奶、鸡蛋、鱼、虾、蟹、花生、小麦、坚果、大豆)、食品添加剂、防腐剂、保鲜剂和调味剂等。食物过敏以婴儿期的小宝宝为常见,4~5岁以后过敏情况会逐渐减少。

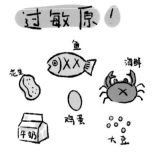

食入性过敏原

十八、支气管哮喘常见致病因素有哪些?

1. 呼吸道感染

常见的病原有呼吸道合胞病毒、腺病毒、副流感病毒、细菌、支原体等。

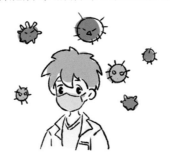

2. 接触过敏原

常见的过敏原有粉尘螨、屋尘螨、屋尘、花粉、动物皮毛等。

3. 刺激性气味

生活中可能接触的刺激性气味,如烟(包括香烟及蚊香)味、工业刺激性气味、烹调油气味、油漆味及焚香味、杀虫剂气味等。这些气味可刺激支气管黏膜上的神经末梢及迷走神经,引起反射性咳嗽和支气管痉挛。所以,空气污染日趋严重,也可能是儿童支气管哮喘患病率增加的重要原因之一。

4. 气候因素

支气管哮喘儿童对气候变化很敏感,如气温或气压突然降低、雾霾等常可引起支气管哮喘发作。因此,一般春秋两季的发病率会明显增加。

5. 饮食习惯和过敏食物

饮食过咸、过甜、辛辣,或误食了蛋白类过敏食物等。

6.运动

运动引发的支气管哮喘多见于年龄较大的儿童。一般持续 5 min 以上的剧烈奔跑最易诱发支气管哮喘,建议患有运动性哮喘的儿童可以做一些节奏缓慢的运动,待体质增强后逐步恢复高强度的运动。

7.精神因素

支气管哮喘儿童发病也常受情绪影响,如激动(大哭、大笑)、情绪紧张、恐惧等可引起支气管哮喘发作,原因是儿童在情绪激动或有其他心理活动障碍时常伴有迷走神经兴奋。

8.药物

药物引起儿童支气管哮喘发作也较常见。主要有两类药物:一类是阿司匹林类的解热镇痛药,由这类药物引起的支气管哮喘通常随儿童年龄的增长而减少,青春期后发病概率降低;另一类是作用于心脏的药物,如心得安(普萘洛尔)、心得平(氧烯洛尔)等。此外有些喷雾吸入剂也可因刺激咽喉反射性引起支气管痉挛,诱发支气管哮喘,如色甘酸钠、痰易净(乙酰半胱氨酸)等。其他如抗生素(青霉素、头孢霉素)、松香和一些非皮质激素类抗炎药、碘油造影和磺胺药过敏也常可引起支气管哮喘发作。

 专家提醒

支气管哮喘是儿童常见的慢性疾病,它的致病因素比较复杂。远离过敏物质,积极预防和治疗呼吸道感染性疾病,保持空气的洁净、湿润、温暖,合理饮食,保持愉快的心情,避免紧张、焦虑,适当运动都是预防支气管哮喘的方法。

第二部分

PART　TWO

儿童支气管哮喘
诊断与治疗篇

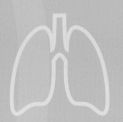

一、儿童支气管哮喘如何诊断？

儿童支气管哮喘的诊断主要依赖于反复发作的喘息、咳嗽、气促、胸闷等临床表现和可逆性气流受限的证据（常用临床症状及肺功能检查评估），并排除可能引起相关症状的其他疾病。具体诊断标准可参考《儿童支气管哮喘诊断与防治指南（2016年版）》。诊断步骤简单讲解如下。

1.症状评估

医生首先会询问儿童或家长关于支气管哮喘症状的详细信息，包括是否出现咳嗽、喘息、呼吸急促和胸闷等症状，这些症状是否通常在夜间或清晨加重，或者是否在运动、感染或暴露于过敏原后加剧。

2.家族史和过敏史

家庭成员是否有支气管哮喘或其他过敏性疾病的家族史对诊断有重要影响。同时，医生会询问过敏原的暴露情况，以评估支气管哮喘可能的诱因。

3.体格检查

医生会对儿童进行全面的体格检查，包括听诊肺部的呼吸音，检查胸部是否有异常，以及询问儿童的一般健康状况。

4.肺功能测试

对于年龄较大的儿童，医生可能会进行肺功能测试，如呼气流量峰值测定或肺功能试验（spirometry）。这些测试有助于评估肺功能是否受到支气管哮喘的影响。

5.过敏测试

医生可能会建议做过敏测试,以确定儿童是否对某些过敏原(如花粉、尘螨、宠物皮屑等)过敏,因为过敏反应可能与支气管哮喘发作有关。

6.其他检查

某些情况下,医生可能会建议做胸部X光或其他影像学检查,以排除其他的肺部问题。

7.症状观察

支气管哮喘诊断还可能涉及通过监测儿童的症状来观察支气管哮喘的持续性和变化情况,这通常需要在一段时间内进行观察。

一旦医生根据上述信息和检查结果对儿童的病情进行评估,并排除了其他可能的肺部疾病,就可以做出儿童支气管哮喘的诊断。诊断后,医生将制定相应的治疗计划,以帮助儿童管理疾病并提高生活质量。及时的治疗和定期的随访对支气管哮喘儿童的健康至关重要。

支气管哮喘临床诊断应基于详细询问现病史、特应性疾病史、家族过敏史,并结合临床症状及体检结果进行判断。可逆性呼气气流受限的客观依据有利于提升诊断的准确性。如抗支气管哮喘治疗4~8周无明显疗效,在升级用药强度前,需由医生作进一步诊断评估。

8.支气管哮喘诊断标准

(1)反复喘息、咳嗽、气促、胸闷,多与变应原接触、冷空气、物理和(或)化学性刺激、呼吸道感染、运动以及过度通气(如大笑和哭闹)等有关,常在夜间和(或)凌晨发作或加剧。

（2）发作时，在双肺可闻及散在或弥漫性、以呼气相为主的哮鸣音，呼气相延长。

（3）上述症状和体征经抗支气管哮喘治疗有效，或自行缓解。

（4）排除其他疾病所引起的喘息、咳嗽、气促和胸闷。

（5）临床表现不典型者（如无明显喘息或哮鸣音），应至少具备以下1项：

①证实存在可逆性气流受限。

　　a.支气管舒张试验阳性：吸入速效β$_2$受体激动剂（如沙丁胺醇压力定量气雾剂200~400 μg）15 min之后，FEV$_1$（第1秒用力呼气量）增加≥12%；

　　b.抗炎（感染）治疗后肺通气功能改善：给予吸入型糖皮质激素和（或）抗白三烯药物治疗4~8周后，FEV$_1$增加≥12%。

②支气管激发试验阳性。

③PEF日间变异率（连续监测2周）≥13%。

符合（1）~（4）条或（4）、（5）条者，可以诊断为支气管哮喘。

9.6岁以下支气管哮喘儿童的识别

①3岁及以下幼儿。根据支气管哮喘预测指数：在过去一年喘息≥4次，具有1项主要危险因素或2项次要危险因素，则预测具有发展为持续性哮喘的危险性。

②6岁以下儿童支气管哮喘诊断标准初探：a.支气管哮喘发作≥4次；b.有哮鸣音；c.存在可逆性气流受限；d.有个人过敏史（湿疹、过敏性鼻炎、特应性皮炎等）；e.变应原检测阳性。以上因素是6岁以下儿童支气管哮喘诊断的潜在预测因子。

儿童支气管哮喘临床实践诊断流程如图1所示。

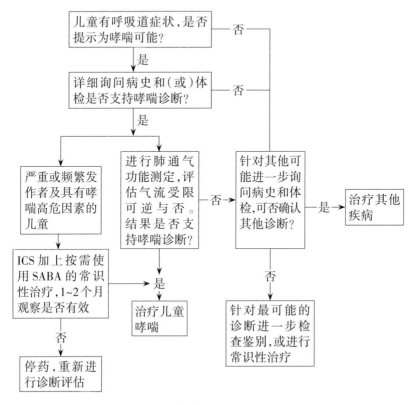

图1　儿童支气管哮喘临床实践诊断流程图

注:ICS为吸入型糖皮质激素;SABA为短效β2受体激动剂。

专家提醒

6岁以下儿童支气管哮喘诊断仍然有其困难性。

二、儿童支气管哮喘要注意与哪些疾病相鉴别?

1.婴幼儿期喘息

①引起气道管腔异常的疾病:喉和(或)气管解剖结构异常、气管软化、血管环

压迫、气管内有新生物（如血管瘤）等。多以吸气性喘鸣为主,大部分孩子出生不久即出现症状。②气管、支气管异物:高发年龄为1~3岁。多有吸入异物和呛咳史,常表现为局限性吸气相喘鸣音,给予支气管哮喘治疗、抗感染治疗无效。③毛细支气管炎,此病多见于1岁以内小婴儿,冬春两季发病较多。

2.感染性疾病

①结核感染:往往为局限性喘息,可伴有结核感染症状,注意了解家庭成员是否有结核病史;②迁延性细菌性支气管炎:好发于婴幼儿期,表现为湿性咳嗽,多伴有喘息,抗喘息治疗效果不佳或无效,抗感染治疗有效。

3.少见或罕见引起喘息的疾病

①喘息伴有活动不耐受:注意是否存在闭塞性细支气管炎,特别注意既往重症呼吸道感染病史;②变应性支气管肺曲霉菌病、嗜酸粒细胞性多血管炎:多以喘息为首发,且多表现为难治或重症哮喘;③喘息伴有反复感染者,应注意有无免疫缺陷、原发性纤毛运动障碍、囊性纤维化等。

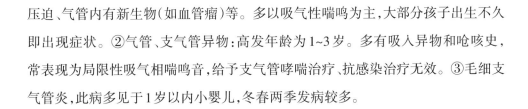

三、儿童支气管哮喘如何分期、分级?

1.急性发作期

急性发作期指突然发生喘息、咳嗽、气促和胸闷等症状,或原有症状加重。≥6岁儿童与<6岁儿童支气管哮喘急性发作期病情严重程度分级详见表1及表2。

表1　≥6岁儿童支气管哮喘急性发作期病情严重程度分级				
指标	轻度	中度	重度	危重度
气短	走路时	说话时	休息时	呼吸不整
体位	可平卧	喜坐位	前弓位	不定

续表

指标	轻度	中度	重度	危重度
讲话方式	能成句	成短句	说单字	难以说话
精神意识	可有焦虑、烦躁	常焦虑、烦躁	常焦虑、烦躁	嗜睡、意识模糊
辅助呼吸肌活动及三凹征	常无	可有	通常有	胸腹反常运动
哮鸣音	散在,呼气末期	响亮、弥漫	响亮、弥漫、双相	减弱乃至消失
脉率	略增加	增加	明显增加	减慢或不规则
PEF占正常预计值或本人最佳值的百分数/%	SABA治疗后:>80	SABA治疗前:>50~80 SABA治疗后:>60~80	SABA治疗前:≤50 SABA治疗后:≤60	无法完成检查
血氧饱和度(吸空气)	0.90~0.94	0.90~0.94	0.90	<0.90

注:①判断急性发作期病情严重程度时,只要存在某项严重程度的指标,即可归入该严重程度等级。

②幼龄儿童较年长儿和成人更容易发生高碳酸血症(低通气)。

③PEF指呼气流量峰值。

④SABA指短效β_2受体激动剂。

表2 <6岁儿童支气管哮喘急性发作期病情严重程度分级

指标	轻度	重度
精神意识改变	无	焦虑、烦躁、嗜睡或意识不清
血氧饱和度(治疗前)	≥0.92	<0.92
讲话方式	能成句	说单字
脉率/(次/min)	<100	>200(0~3岁) >180(4~5岁)
紫绀	无	可能存在
哮鸣音	存在	减弱甚至消失

注:①血氧饱和度是指在吸氧和支气管舒张剂治疗前的测得值。

②讲话方式需要考虑儿童的正常语言发育过程。

③判断重度时,只要存在一项就可归入该等级。

2.慢性持续期

慢性持续期指近3个月内不同频度或不同程度地出现症状(喘息、胸闷和咳嗽)。≥6岁儿童与<6岁儿童支气管哮喘症状根据控制水平进行分级,详见表3及表4。

表3　≥6岁儿童支气管哮喘症状控制水平分级

评估项目	良好控制	部分控制	未控制
日间症状>2次/周	无	存在1~2项	存在3~4项
夜间因哮喘憋醒			
应急缓解药使用>2次/周			
因哮喘而出现活动受限			

注:评估项目用于评估近4周的哮喘症状。

表4　<6岁儿童支气管哮喘症状控制水平分级

评估项目	良好控制	部分控制	未控制
持续至少数分钟的日间症状>1次/周	无	存在1~2项	存在3~4项
夜间因哮喘憋醒或咳嗽			
应急缓解药使用>1次/周			
因哮喘而出现活动受限(较其他儿童跑步或玩耍减少,步行或玩耍时容易疲劳)			

注:评估项目用于评估近4周的哮喘症状。

3.临床缓解期

临床缓解期指经过治疗或未经治疗症状和体征消失,肺功能(第一秒用力呼气容积或呼气流量峰值)≥80%预计值,并维持3个月以上。

专家提醒

支气管哮喘治疗的最终目标,是使病情得到良好控制。儿童支气管哮喘的预后较成人好,30%~60%的患儿可完全控制哮喘或自愈。

四、儿童支气管哮喘的常见检查有哪些?

1.肺通气功能检测

肺通气功能检查可以了解气流受限程度及气道高反应状况,是诊断支气管哮喘的重要手段,也是评估支气管哮喘控制水平和病情严重程度的重要依据。所有适龄儿童(通常5岁以上)在支气管哮喘诊断及开始控制治疗前,均应进行肺通气功能检测并定期随访。

2.过敏原测定

过敏原致敏尤其是吸入过敏原的早期(≤3岁)致敏是儿童发生持续性哮喘的主要高危预测因素之一。建议所有疑诊支气管哮喘的儿童尽可能进行过敏原皮肤点刺试验(skin prick test,SPT)或血清特异性IgE测定。

3.气道炎症指标检测

通过诱导痰嗜酸性粒细胞分类计数和呼出气一氧化氮(fractional exhaled nitric oxide,FeNO)水平检测,评估嗜酸性粒细胞性气道炎症状况。需要注意的是FeNO值不能作为支气管哮喘诊断的指标,其单次检测的临床意义有限,但治疗前后自身比较可以评估治疗效果。

4.支气管镜检查

反复喘息或咳嗽的儿童,经规范支气管哮喘治疗无效,怀疑其他疾病,或支气管哮喘合并其他疾病,如气道异物、气道内膜结核、先天性呼吸系统畸形等,应考虑予以支气管镜检查以进一步明确诊断。

5.胸部影像学检查

支气管哮喘儿童胸部X线片无特异性征象。但是对于诊断困难、治疗后症状控制不佳的儿童,可适时进行胸部X线平片或CT检查。

 专家提醒

尽管有些研究结果提示过敏性哮喘儿童的血清食物特异性IgG阳性率高于正常健康儿童,但不可仅通过IgG和IgG4抗体滴度检测诊断过敏性疾病,也不能作为进行食物规避或药物治疗的依据。

五、支气管哮喘儿童肺功能检查有哪些注意事项?

肺功能检查即肺通气功能检查(pulmonary function test,PFT),可以了解气流受限程度及气道高反应状况,明确呼吸功能障碍的类型、严重程度和病变性质,是诊断支气管哮喘的重要手段,也是评估支气管哮喘控制水平和病情严重程度的重要依据。肺功能检查包括通气功能、换气功能、呼吸调节功能及肺循环功能等的检查。过去的肺功能仪主要以机械和化学方法检测为主,测定繁琐、费时费力,而且检测误差较大,限制了其在临床上的广泛应用,医务工作者对其知识了解有限。近年来,随着科学技术的发展,新的检测技术的出现,尤其是电子计算机的应用,使肺功能检查技术得到了很大的发展,其在临床上的应用也日益受到重视。

1. 肺功能检查的特点

①肺功能检查是一种物理检查方法,无痛苦和不适,对身体无任何损伤。

②肺功能检查具有敏感度高、重复检测方便、儿童易于接受等优点。

③与X线胸片、CT等检查相比,肺功能检查更侧重于了解肺部的功能性变化,是呼吸系统疾病的重要检查手段。

2. 肺功能检查的重要性

①肺功能检查能够诊断呼吸功能状况,确诊肺功能损伤的性质与程度。

②要确诊慢性阻塞性肺疾病(COPD)必须进行肺功能检查。

③肺功能检查有助于临床医生明确COPD的严重程度,并依据疾病严重程度制定相应的治疗方案。

3. 肺功能检查常用方法

主要有肺量计检查法、流量–容积关系法、支气管扩张剂反应法、弥散功能测定法、呼吸肌压力测定法、FeNO测定法、运动心肺功能测试法、潮气呼吸法、体积描记法、胸腹挤压法、肺通气功能检测法(儿童采用用力肺活量检测、婴幼儿采用潮气肺功能检测)等。

4. 肺功能检查的适应证

长期咳嗽、喘息、呼吸困难、气促、胸闷,手术、麻醉等耐受能力需要评估,肺部病变程度需要评估。

5. 肺功能检查的禁忌证

绝对禁忌证:①曾有致死性发作或3个月内因支气管哮喘发作而插管;②智力障碍者;③中耳炎鼓膜穿孔;④其他不适宜用力通气的情况(肺大疱、气胸等);⑤对

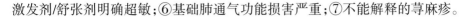

激发剂/舒张剂明确超敏;⑥基础肺通气功能损害严重;⑦不能解释的荨麻疹。

相对禁忌证:①通气不符合质控;②活动性结核;③1个月内接受过胸部、腹部及眼科手术;④腹股沟疝、脐疝等疝环较松易嵌顿;⑤癫痫发作需要药物治疗;⑥有心脏疾病(如心律失常、有先天性心脏病);⑦基础肺功能轻度或轻中度阻塞;⑧4周内有上呼吸道感染;⑨支气管哮喘急性发作期;⑩正在使用胆碱酶抑制剂治疗(重症肌无力)。

6. 注意事项

①FeNO检测前准备:避免剧烈运动、冷空气吸入2 h以上;避免饮用咖啡、可乐等饮料6 h以上;检测当日可正常进食。肺功能检查前应停用的药物,参见表5。

②婴幼儿潮气肺功能检测前准备:应处于平稳深睡眠状态,不能达到者可采用镇静的方式。

③肺功能检测后的注意事项:婴幼儿可待其自然醒,喝水帮助镇静药物排出;其他儿童无特殊要求;采用药物试验者需漱口和清洗面部。

表5 肺功能检查前停用药物一览表

分类	药物	停用时间
β₂受体激动剂及茶碱	吸入型短效药(沙丁胺醇、特布他林)	4~6 h
	抗胆碱能药物(异丙托溴铵)	12 h
	口服型短效药物或茶碱(特布他林、氨茶碱)	12 h
	长效或缓释型药物(丙卡特罗、福莫特罗)	24 h
糖皮质激素	吸入型(布地奈德、氟替卡松、丙酸倍氯米松)	12~24 h
	口服型(泼尼松、甲强龙)	48 h
抗过敏及白三烯受体拮抗剂(LTRA)	抗组胺药(氯雷他定、扑尔敏、酮替芬)	72 h
	肥大细胞膜稳定剂(色甘酸钠)	8 h
	白三烯受体拮抗剂(孟鲁司特钠)	48 h

7.儿童肺功能检查的安全性

儿童肺功能检查是比较安全的、无辐射的,儿童可以正常呼吸,不会损伤智力,也不需"下管子",无疼痛的感觉。

六、为什么要进行过敏原检测?

在临床上,很多疾病的发生与发展都与接触过敏原有关。虽然一些症状可以不经过治疗而出现好转或减轻,但长时间持续或频繁发作会增加支气管哮喘、鼻窦炎等多种疾病的发生。

过敏原是引起儿童支气管哮喘发作的常见因素之一。环境中的过敏原多种多样,所以我们需要知道儿童对什么过敏,而过敏原检测可以判定儿童的过敏原。在此基础上,尽量减少吸入、食入或接触过敏原的机会,有针对性地避开相关过敏原,减少支气管哮喘的发作。过敏原检测可以为医生诊断过敏性疾病提供有力支持,也可以为医生决定支气管哮喘儿童是否需要进行脱敏治疗提供科学依据,其检测结果可以协助医生判断支气管哮喘的预后。

专家提醒

对儿童来说,过敏引起的支气管哮喘可能占支气管哮喘总数的80%以上,长期大量接触过敏原是支气管哮喘儿童疾病反复发作、病情逐年加重的主要原因。因此,明确过敏原、避免接触过敏原是过敏性哮喘预防和治疗的关键。

七、过敏原检测方法有哪些?

儿童过敏原检测方法和成人一致,分为体内试验和体外试验。

体内试验指测定机体对过敏原的速发反应,包括皮肤试验(常用的有皮肤点刺试验、皮内试验、特应性斑贴试验）和口服食物激发试验。体内试验中皮肤试验最为常见，而在皮肤试验中，皮肤点刺试验具有操作简便、一次试验可测定多种过敏原、短时间（15~20 min）出报告结果、很少引起儿童不适及安全性好等优点，在儿科中广泛应用。

体外试验指检测机体被致敏状态，目前最常用的是过敏原特异性IgE检测（静脉抽血检查），无不良反应风险。

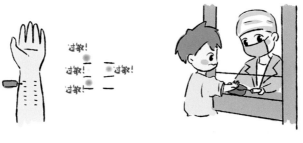

过敏原皮肤点刺试验　　　　　　　　静脉采血

✚ 专家提醒

如过敏原检测结果显示某种食物的皮肤试验阳性，请不要盲目暂停食用该食物，尤其是处于生长发育期的儿童。请家长们及时咨询医生，医生会根据儿童过敏原接触史及相关症状给出合理建议。

到目前为止，没有一种方法可以检测出所有过敏原。过敏原检测结果会受儿童是否用抗过敏药治疗、病程长短等多种因素影响。所以，在陪儿童就医时，家长一定要仔细陈述病史，医生会根据儿童的年龄特点、病情需要及过敏原地域分布特点等选择合适的检测方法。

🌱 八、"抽血"与"过敏原皮肤点刺试验"进行过敏原检测的区别？

"过敏原皮肤点刺试验"就是我们通常所说的"扎针"，即把过敏原滴在皮肤上，用针将表皮刺破，观察皮肤对该过敏原的反应。"抽血"则指的是血清过敏原特异性

IgE检测。这两种检测方法都是临床常用的过敏原检测方法,在必要的时候可以相互补充,那么它们具体有什么区别呢? 我们一起来看一下。

1. 二者原理不同

"过敏原皮肤点刺试验"是抗原抗体在儿童体表皮肤的直接反应,而"抽血"则是对血液中过敏原特异性IgE抗体的直接免疫化学测定。

2. 二者方法不同

"过敏原皮肤点刺试验"是将过敏原点刺液滴到前臂掌侧皮肤,再用点刺针垂直将液体下面的皮肤刺破,同时做生理盐水阴性对照和组胺溶液阳性对照,15~20 min后观察并记录皮肤反应;"抽血"即血清过敏原特异性IgE检测,则是直接抽取儿童静脉血进行检查。

➕ 专家提醒

"过敏原皮肤点刺试验",皮肤点刺液浓度低,安全性及灵敏度较高,皮损面积小,一般儿童接受度高,是医院常用的过敏原检测方法。

"抽血"检测仅需取适量儿童外周血,安全性高,且过敏原不直接接触儿童,检测项目较多,适用范围广,检查前无须停药。

二者都是常用的过敏原检查方法,并没有好坏之分,可根据儿童的具体情况决定采用哪种方法。

九、支气管哮喘的治疗原则有哪些?

支气管哮喘控制应尽早开始,治疗原则为长期、持续、规范和个体化。急性发作期的治疗重点为抗炎、平喘,慢性持续期的治疗重点为坚持长期抗炎。

专家提醒

儿童支气管哮喘强调规范化治疗,每3个月应进行病情评估,以便确定治疗方案。

十、支气管哮喘的治疗目标有哪些?

支气管哮喘治疗的目标是实现并维持支气管哮喘临床控制,具体为:(1)实现并维持症状的控制;(2)维持正常活动水平,包括运动能力;(3)维持肺功能水平并尽量接近正常;(4)预防支气管哮喘急性发作;(5)避免因支气管哮喘药物治疗导致的不良反应;(6)预防支气管哮喘导致的死亡。

为了实现以上目标,首先需要去除诱因,避免接触过敏原,去除各种可能诱发支气管哮喘的因素,积极配合治疗和清除感染病灶。而吸入维持量糖皮质激素可控制气道慢性炎症,是预防支气管哮喘复发的关键。

儿童支气管哮喘患者达到全球哮喘防治创议(Global Initiative for Asthma,GINA)患者指南所定义的支气管哮喘完全控制的比例仅占2.5%,而依从性不佳是支气管哮喘未得到控制的最主要原因。不同性别、不同地域和不同城市支气管哮喘患病率存在明显差异,且支气管哮喘的用药和管理现状有待进一步改善。全国不同地区儿童支气管哮喘的控制率高低不一,其中北京控制率为65.7%、陕西为38.1%、贵阳为27.5%,由此可见,发达地区儿童支气管哮喘控制较好。

专家提醒

在用药过程中,仍有支气管哮喘症状或运动后有不同程度哮喘症状者,建议及时就医,与医生一起重新制定个体化治疗方案。

十一、支气管哮喘可以根治吗？

支气管哮喘发病原因复杂，发病机制尚未完全阐明，目前尚无完全根治的方法。但经过规范化治疗和管理，可以有效控制、减少症状和提高生活质量。部分支气管哮喘儿童到青春期后，即使有轻微的气道炎症，也不再轻易引起支气管哮喘发作，表现为自然缓解，实现临床治愈。支气管哮喘儿童青春期临床治愈的比例可超过60%，但这并不等于儿童支气管哮喘可以不经治疗便自愈。

目前治疗儿童支气管哮喘的方法主要包括以下内容。

1. 抗感染治疗

吸入糖皮质激素和服用其他抗炎药物是主要的治疗方式，用于减轻气道炎症症状，降低支气管哮喘症状的严重程度，并预防支气管哮喘发作。

2. 急救治疗

支气管扩张剂（快速起效的β_2受体激动剂）通常用于缓解急性支气管哮喘症状和支气管哮喘发作。

3. 触发因素管理

避免可能引发支气管哮喘症状的因素，如过敏原、病毒感染、烟雾、恶劣的气象条件和空气污染。

4. 个体化治疗计划

医生会制订个体化的支气管哮喘管理计划，根据儿童支气管哮喘的严重程度和症状来调整治疗方案。

5.教育和支持

儿童和家庭需要接受教育,了解支气管哮喘的自我管理方法和技巧,以及熟悉如何正确使用吸入器和药物。

综上所述,支气管哮喘尚不能根治,但重在防治,通过长期、持续、规范化、个体化的有效治疗和自我管理,可以使其得到良好控制。

十二、儿童支气管哮喘症状控制水平如何分级?

支气管哮喘症状控制水平分级指在慢性持续期内支气管哮喘的控制状况分级。用于评估儿童控制水平的量表有3个,分别是:哮喘控制测试(asthma control test,ACT),适用于≥12岁儿童至成人,共5个问题,得分≤19分表明哮喘控制不佳,20~25分表明哮喘控制良好;儿童哮喘控制测试(childhood asthma control test,C-ACT),适用于4~11岁儿童,共7个问题,孩子回答前面4个问题,家长回答后面3个问题,得分≤19分表明哮喘未得到控制,20~22分表明哮喘部分被控制,≥23分表明哮喘完全被控制;儿童呼吸和哮喘控制测试(test for respiratory and asthma control in kids,TRACK),适用于≤5岁儿童,得分≥80分表明哮喘已被控制,得分<80分,表明哮喘未被控制。在此基础上,临床推荐将儿童分为≥6岁与<6岁进行评估,详细可参考表3和表4。

十三、如何判断支气管哮喘急性发作的严重程度?

支气管哮喘发作往往急且多发生在医院外,在这样的情况下,如何辨别支气管哮喘的严重程度,就成了难题。

根据支气管哮喘发作时的症状、体征、肺功能及血氧饱和度等情况,支气管哮喘急性发作的严重程度可以分为轻度、中度、重度、危重度4个度(6岁及以上)或分为轻度与重度2个度(6岁以下),详细可参考表1和表2。

十四、支气管哮喘急性发作时的应对措施有哪些?

支气管哮喘发作时可由于气道狭窄程度的不同表现出不同的主诉症状,如咳嗽、胸闷、气促、喘息等。支气管哮喘的典型症状:反复发作性的喘息、气促,伴或不伴有胸闷或咳嗽,多发生在夜间及凌晨,常与接触过敏原、冷空气、物理或化学性刺激、上呼吸道感染和运动或情绪波动等有关。快速识别支气管哮喘发作的症状非常重要。

支气管哮喘急性发作时需尽快采取恰当的治疗措施,以迅速缓解气道痉挛症状。因大多数支气管哮喘急性发作发生在院外,治疗措施重点在于发作时及时正确吸入短效 β_2 受体激动剂(如沙丁胺醇)扩张支气管平滑肌,该过程通常需 3~5 min。

1.支气管哮喘急性发作时的家庭应对

①脱离过敏原,如:刺激性气味(油漆、香烟)、动物毛发等。

②使儿童保持半卧/半坐位,缓解呼吸困难。

③通常用雾化器吸入短效 β_2 受体激动剂,如沙丁胺醇。

④吸氧:如有条件,可用鼻导管或面罩吸入充分湿化的氧气,使血氧饱和度维持在≥95%(建议支气管哮喘儿童家里备用指夹式血氧饱和度监测仪,便于监测血氧饱和度及心率)。

⑤注意保暖,保持环境安静。

⑥安抚情绪,使儿童保持安静。

⑦进一步治疗:送附近医院及时就诊。

2.支气管哮喘急性发作期的药物应用

① β_2 受体激动剂:1 h内每20 min吸入1次剂量,后1~4 h可重复吸入。

②糖皮质激素:雾化吸入糖皮质激素,病情较重者给予泼尼松或泼尼松龙口

服,严重支气管哮喘发作时可静脉给予甲泼尼龙。

③抗胆碱能药物:不及β₂受体激动剂起效快,但不易产生耐药性,不良反应少,应尽早与β₂受体激动剂联合使用。

④短效茶碱:作为支气管哮喘综合治疗方案中的一部分,一般不单独用于治疗支气管哮喘。

 专家提醒

请将支气管哮喘急救药物置于触手可及处,急性发作时需及时吸入快速缓解药物。短效β₂受体激动剂,如沙丁胺醇,若使用3次后症状仍未有效缓解或症状缓解时间小于4 h,应即刻前往医院就诊。

十五、儿童支气管哮喘常用药物有哪些?

1.β₂受体激动剂

β₂受体激动剂是目前最有效、临床应用最广的支气管扩张剂,也是支气管哮喘急性发作时的首选药物。硫酸沙丁胺醇气雾剂(万托林)应为支气管哮喘儿童家中常备药。该药物可舒张气道平滑肌,增加黏液纤毛清除功能,调节肥大细胞、嗜酸粒细胞介质的释放。该药的不良反应为心慌、手抖、肌肉震颤,且长期单药使用会降低疗效。根据起作用的快慢可分为速效和缓慢起效两大类,根据维持时间的长短可分为短效和长效两大类。速效型常用的有沙丁胺醇、特布他林,长效型常用的有沙美特罗、福莫特罗、维兰特罗等。根据剂型可分为:

①压力定量气雾剂:硫酸沙丁胺醇气雾剂(万托林);

②干粉吸入剂:布地奈德福莫特罗吸入粉雾剂(信必可都保);

③雾化溶液:沙丁胺醇吸入剂、特布他林吸入剂;

④口服剂型:福莫特罗、沙美特罗、丙卡特罗、班布特罗。

2.抗胆碱能药物

如异丙托溴铵,可阻断节后迷走神经传出支,通过降低迷走神经张力而舒张支气管。使用异丙托溴铵时,如果与沙丁胺醇、特布他林合用,则有互补增效作用,尤其对β₂受体激动剂治疗反应不佳的中重度儿童应尽早联合使用。常见的不良反应为口干、排尿困难、眼压高。

3.茶碱

如氨茶碱、多索茶碱,具有舒张支气管平滑肌、强心、利尿、扩张冠状动脉作用。如果在吸入激素后病情无法得到控制,可以联合使用氨茶碱或多索茶碱,以达到辅助治疗的目的。需注意其不良反应,静脉使用时应注意药物输注速度和药物浓度,观察儿童的药物不良反应,避免渗漏发生,长期使用者,最好监测茶碱的血药浓度。

4.糖皮质激素

此类支气管哮喘控制药物通过抗炎作用达到控制支气管哮喘的目的,需要每日用药并长期使用。

①口服或注射糖皮质激素。

药物疗效不佳的支气管哮喘急性发作儿童,可口服或注射使用强的松(泼尼松)、甲强龙等糖皮质激素。

②吸入型糖皮质激素。

吸入型糖皮质激素是治疗儿童支气管哮喘的首选药物,可有效控制支气管哮喘症状、改善生活质量、改善肺功能、减轻气道炎症和气道高反应性、减少支气管哮喘发作次数、降低支气管哮喘死亡率。需要每日用药并长期使用。常见的药物有布地奈德、氟替卡松、莫米松、倍氯米松等。常见的不良反应有声音嘶哑、咽部不适、出现鹅口疮等。在吸入糖皮质激素后,应及时给儿童洗脸及漱口。

5. 白三烯调节剂

当使用吸入型糖皮质激素治疗，但效果不佳时，可考虑选用或联用此药。常见的药物有孟鲁司特钠。

6. 肥大细胞膜稳定剂

如色甘酸钠，一种非糖皮质激素类抗炎制剂，吸入该药可预防支气管哮喘发作，也可预防运动、冷空气等引起的急性气道收缩及季节性支气管哮喘发作。

7. 生物靶向药

①抗 IgE 单抗。

a. 奥马珠单抗（omalizumab）是一种重组的人源化单克隆抗体，为抗 IgE 靶向生物制剂，治疗重度过敏性支气管哮喘的疗效显著，治疗 16 周即可明显控制支气管哮喘发作、改善生活质量；b. 利格珠单抗（ligelizumab）是一种具有更高亲和力的单克隆 IgE 抗体，其降低 IgE 及抑制 FcεRI 依赖性的过敏反应效果均明显优于奥马珠单抗。

②抗 IL-5/IL-5R 单克隆抗体。

IL-5 是一个治疗重度支气管哮喘的关键靶点，特别是在嗜酸性粒细胞表型中。目前抗 IL-5 的生物制剂有美泊利单抗（美泊组单抗）；抗 IL-5R 的单抗有贝那利珠单抗（本拉组单抗）。a. 美泊利单抗（mepolizumab），推荐 12 岁以上、控制不佳、血嗜酸粒细胞计数>150 个/μL 的重度嗜酸性支气管哮喘儿童使用；b. 贝那利珠单抗（benralizumab），是一个以 IL-5 受体 α 亚基为靶点的单克隆抗体，通过抗体依赖的自然杀伤细胞介导的细胞毒性作用对嗜酸粒细胞进行清除，治疗重度哮喘的疗效显著，可改善症状、提升肺功能和生活质量，减少口服糖皮质激素的用量。

③阻断 IL-4/IL-13 信号通路。

度普利尤单抗（dupilumab）是一种全人单克隆抗体（IgG4 型），可通过与白介素-4(IL-4)和白介素-13(IL-13)受体复合物共享的IL-4Rα亚单位特异性结合而抑制IL-4和IL-13的信号传导。度普利尤单抗通过I型受体抑制IL-4信号传导,并通过II型受体抑制IL-4和IL-13信号传导。利用度普利尤单抗阻断IL-4Rα,可抑制IL-4和IL-13细胞因子诱导的炎性反应,改善肺功能,降低急性加重风险和缩短总住院时间,延长首次加重的时间间距。

④抗IL-13单克隆抗体。

a.来瑞组单抗(lebrikizumab);b.曲罗芦单抗(tralokinumab)。

⑤胸腺基质淋巴细胞生成素(thymic stromal lymphopoietin,TSLP)。

被认为是Th2细胞介导的哮喘炎症的中央调节因子,通过与其受体和IL-7Rα组成的高亲和力异聚复合物来发挥其生物学效应,可阻止TSLP与TSLP受体复合物结合。

专家提醒

遵医嘱规范、长期用药,方能提高支气管哮喘控制率。<6岁儿童使用低剂量吸入型糖皮质激素,维持良好控制3~6个月,可考虑停药;≥6岁儿童维持良好控制半年以上,可尝试停用长期控制治疗药物,并密切随访观察。对于部分不愿或不能持续使用吸入型糖皮质激素控制治疗的6岁及以上儿童,可以考虑按需使用β₂受体激动剂——福莫特罗。

十六、什么是吸入治疗？有何优缺点？

吸入治疗采用的是通过特定的装置,将药物直接吸入支气管和肺部的给药方式。吸入给药能直接使呼吸道局部获得较高的药物浓度,给药剂量小,全身不良作用小。缺点是如果患者不能正确掌握各种吸入装置的使用方法,则会影响治疗效果。

十七、如何正确选择和使用吸入药物装置？

根据儿童的年龄、病情特点及配合程度,宜选择不同的吸入装置,不同吸入装置及推荐年龄详见表6。

表6　不同吸入装置及推荐年龄

吸入装置	适用年龄
压力定量气雾剂	大于6岁
压力定量气雾剂+储雾罐	各年龄段
干粉吸入剂	大于4岁
空气压缩雾化器	各年龄段

1.压力定量气雾剂(pressurized metered dose inhaler,pMDI)

【压力定量气雾剂简介】

压力定量气雾剂是指含药溶液、混悬液,与合适的抛射剂或液化混合抛射剂共同封装于具有定量阀门系统和一定压力的耐压容器中,使用时借助抛射剂的压力,将内容物呈雾状喷出,经口吸入后沉积于肺部的制剂,通常也被称为压力定量吸入剂。使用时,揿压阀门可定量释放活性物质,药物分散成微粒或雾滴,经呼吸道吸入后发挥局部或全身治疗作用。压力定量气雾剂通常由储药罐、固定座、吸嘴、防尘盖四个部件组成。

【使用步骤】

第一步:摇匀药物。

移开喷口防尘盖,垂直手持装置,上下充分振摇气雾剂5~6次,使药液混合均匀。如果是初次使用或已经超过1周未用此药,需对外空喷2~3次后再使用。

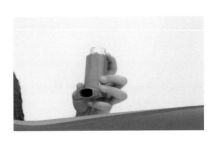

第二步:呼气。

口部远离压力定量气雾剂,轻轻地呼气直到不再有空气从肺内呼出。像吹蜡烛一样用力将肺内气体排出,注意不要对准吸嘴呼气。

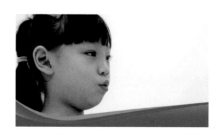

第三步:吸气。

将压力定量气雾剂的吸嘴放入口中(置于舌上),紧闭双唇,在深而缓吸气的同时,迅速按下喷口,将一揿压的药物释出,尽量使药物随气流进入到气道深部。

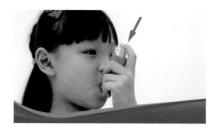

第四步:屏气。

将气雾剂从口中拿出,继续屏气10 s,使药物充分到达下气道,再恢复正常呼吸。

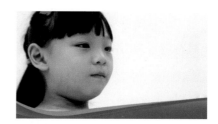

第五步:盖上防尘盖。

用干纸巾擦拭吸嘴后盖上防尘盖。

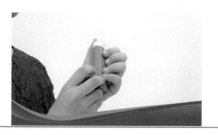

压力定量气雾剂使用方法

专家提醒

　　若需要多吸一剂,应间隔1 min后再重复上述步骤,用后将防尘盖盖回喷口上。如需沙丁胺醇与其他吸入型糖皮质激素类气雾剂同时使用,应先使用沙丁胺醇,间隔1 min后再使用糖皮质激素,使用完糖皮质激素后需及时漱口。

2.压力定量气雾剂+储雾罐

【使用方法】

压力定量气雾剂+储雾罐使用方法

第一步:移开防尘盖并摇匀药物。

　　取下防尘盖,垂直手持装置,上下摇匀压力定量气雾剂,使药液混合均匀。

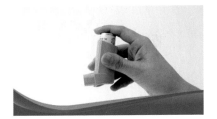

第二步:连接储雾罐和药物。

　　将压力定量气雾剂的喷口与储雾罐的后插孔相连接。

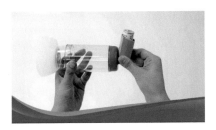

第三步:储雾罐面罩完全紧覆口鼻部。

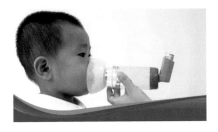

第四步:根据医嘱按压压力定量气雾剂,喷出药物。

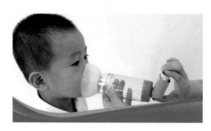

第五步:自然呼吸1 min。

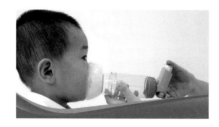

第六步:取出气雾剂,收好储雾罐。

使用结束后,盖好气雾剂防尘盖,将储雾罐底部连接环、面罩或咬嘴取下,清水洗净晾干,存储在无尘、干燥处。如需连续使用第2剂,需要至少等待1 min再重复上述步骤。

【储雾罐的结构及保养】

①储雾罐由面罩、筒身和后盖等组成。

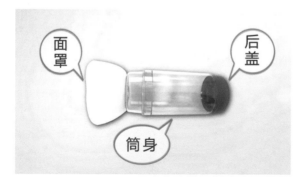

②面罩上有呼气单向膜片,吸入药物时呼气由此呼出;也有吸气单向膜片,吸入药物时药物由此吸入。

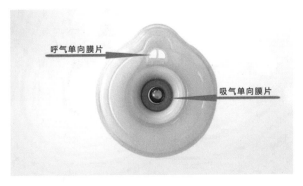

③后插孔是与压力定量气雾剂相连接处。

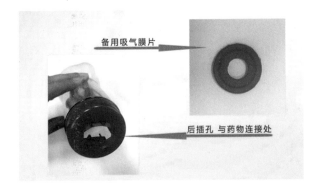

3.准纳器

【使用方法】

准纳器使用方法

第一步:打开。

　　一手握住准纳器外壳,另一手的大拇指放在拇指柄上,向外推动拇指直至准纳器完全打开。

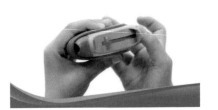

第二步：推开。

握住准纳器使吸嘴对着自己，向外推滑动杆，直至发出咔嗒声，表明准纳器已做好吸药的准备。每次滑动杆向后滑动后，表明一个剂量药物备好以供吸入。

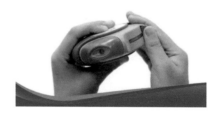

第三步：吸入。

平拿准纳器并使之远离嘴部，在保证平稳呼吸的前提下，尽量呼气；将吸嘴放入口中，用嘴唇包住吸嘴，深长、平稳地吸入药物，使药物随气流进入到气道深部；将准纳器从口中拿出，继续屏气约10 s，然后缓慢恢复正常呼吸。

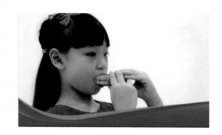

第四步：关闭。

将拇指放在拇指柄上，用拇指将手柄向左推；当发出咔嗒声时，表明准纳器已关闭。滑动杆自动返回原有位置，准纳器又可用于下一吸药物的使用。最后用水漱口，保持口腔清洁。

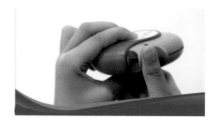

如果需要吸入第二剂量药物，必须关上准纳器，1 min后重复以上步骤。

4.都保(干粉吸入剂)

【使用方法】

都保使用方法

第一步:拔出。

旋松保护瓶盖并将之拔出。

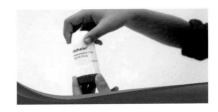

第二步:旋转。

一只手握住瓶身,使红色旋柄在下方,垂直竖立;另一只手将底座旋柄朝某一方向尽量拧到底,然后再转回到原来的位置,当听到咔嗒一声时,表明一次剂量的药粉已经装好。

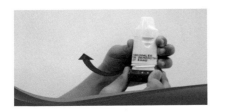 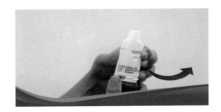

第三步:吸入。

手拿都保远离嘴部,轻轻地呼气,直到不再有空气从肺内呼出(请勿对吸嘴呼气);将吸嘴放在齿间,用双唇包住吸嘴,深长、平稳地吸入药物;使药物随气流进入到气道深部;移开吸嘴,继续屏气约10 s,然后缓慢恢复正常呼吸。

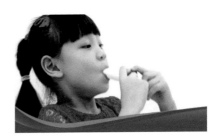

第四步:盖上瓶盖。

用干纸巾擦拭吸嘴外部,盖回瓶盖。最后用水漱口,保持口腔清洁。

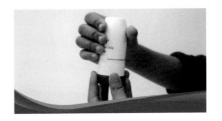

专家提醒

使用支气管哮喘吸入装置的常见错误。

(1)不适当的姿势。在使用支气管哮喘吸入装置时,儿童需要坐直或站立,保持呼吸平稳。

(2)不正确的吸气和呼气方法。在使用支气管哮喘吸入装置时,儿童需要深吸一口气后屏气,再缓慢呼气,以确保药物充分到达肺部。

(3)忘记清洁。支气管哮喘吸入装置需要定期清洁和消毒,以防止细菌和病毒感染。

(4)没有使用正确的装置。不同的支气管哮喘吸入装置有不同的使用方法和药品,儿童需要根据医生的建议使用正确的装置和药品。

(5)使用过期的药品。过期的药品可能会影响药效和安全性,患者需要遵守药品的保存要求,并检查药品的有效期限。

总的来说,支气管哮喘儿童在使用支气管哮喘吸入装置时需要仔细阅读使用说明书,并遵医嘱用药。

十八、吸入技术对支气管哮喘治疗效果有哪些影响?

选择合适的吸入装置及采用正确的使用方法是儿童支气管哮喘治疗成功的关键,呼吸的潮气量、呼吸频率、吸气流速、屏气时间等均会影响吸入效果。如果儿童吸气流速不足,那么药效就无法充分发挥,达不到最佳治疗效果。不正确的吸入方法可能造成药物在口咽部的沉积量较高,吸入肺内的有效药量减少,会增强用药后的不良反应,包括口咽部和全身的不良反应。未完全掌握吸入方法,会导致支气管哮喘频繁发作,间接影响儿童及家长对药物治疗的依从性,从而影响患者的生活质量。

十九、常见的吸入技术误区有哪些？

1.空气压缩雾化的常见误区

（1）雾化前：

①过度进食,未充分清除气道分泌物;

②涂抹油性面霜,油性面霜可能在雾化治疗过程中造成更多的药物被面部吸附,增加副作用。

（2）雾化时：

①雾化面罩没罩紧口鼻（或口唇没包紧吸嘴）;

②手持雾化加药器未与地面垂直,导致药液倾斜外溢;

③吸入时未选择坐位或半坐卧位,影响吸入效果;

④对于哭闹厉害的儿童,需要进行安抚开导,使其安静后或者睡着后再进行雾化吸入,确保药物微粒到达下气道。

（3）雾化后：雾化后可能会有药物残留沉积在口腔、喉咙甚至面部,如果不及时清洗,可能会发生局部药物副作用,特别是药物停留在口腔或黏膜中,导致真菌感染,如口腔溃疡等。

2.压力定量吸入器的常见误区

（1）使用前未将气雾剂中药物摇匀;

（2）吸药时协调性差;

（3）吸气速度不够或深度不够;

（4）没有吸入后屏气;

（5）使用第2剂药物时未间隔1 min。

3.干粉吸入剂的常见误区

（1）准备不充分,吸药前未尽量呼气,吸气结束后未屏住呼吸10 s;

（2）在第二次使用都保装置时,未进行初始化。

🌱 二十、儿童使用吸入型糖皮质激素类药物应注意什么？

激素类药物是支气管哮喘治疗中常用的一种药物，可口服激素和吸入激素。对于支气管哮喘患儿，使用激素类药物时需要注意以下几点。

1.用药剂量

应该根据儿童年龄、体重、病情严重程度等因素确定合适的用药剂量，避免用药过量或过少。过量使用激素类药物可能会增加儿童的不良反应风险，而过少使用则可能达不到治疗效果导致支气管哮喘症状难以控制。

2.用药时间

应该在医生的指导下，按时按量使用激素类药物，并注意遵守医生的药物停用指示。激素类药物长期使用可能会引起一系列不良反应，如骨质疏松、免疫功能抑制等。

3.合理使用吸入装置

吸入激素类药物通常使用吸入装置，儿童需要掌握正确的使用方法。常见的使用错误包括吸入时深度不够、呼吸速度过快或过慢、吸入不足等，这些都会影响药物的疗效。

4.注意不良反应

使用激素类药物可能会引起一些不良反应，如口腔炎、咽痛、咳嗽等，使用过程中应加强预防和注意观察，一旦发现异常，应该及时告知医生，并按照医生的建议进行处理。

5.治疗期间避免感染

支气管哮喘儿童在使用激素类药物时,免疫功能可能会受到一定程度的抑制,容易引起感染。因此,使用激素类药物期间需要注意避免接触感染源,保持良好的卫生习惯。同时,治疗期间应该定期进行血常规等检查,及时发现和处理感染。

专家提醒

在使用激素类药物治疗儿童支气管哮喘时,需要密切配合医生,按照医嘱合理用药,不得随意停药或减量,并注意药物的不良反应和并发症。

二十一、吸入型糖皮质激素类药物会影响儿童的生长发育吗?

首先,此"激素"非彼"激素"。支气管哮喘所用激素为糖皮质激素,而非生长激素或性激素。与生长激素或性激素不同的是,糖皮质激素主要起抗炎和抑制免疫的作用,不会引发性早熟等疾病。不同于全身使用的糖皮质激素,吸入型糖皮质激素的不良反应相对较少。

其次,我们长期使用的是吸入型糖皮质激素,其剂量多以 μg 计。吸入型糖皮质激素进入气道后,被呼吸道黏膜吸收,直接作用于支气管而起效。另有部分药物沉积于口腔,经吞咽进入消化道吸收,经肝脏代谢后进入循环系统的比例极为微量,基本不会对人体产生不良影响。

有研究发现,儿童期使用 ICS 并不会影响其最终身高,即使采用 ICS 治疗 7~11 年后,支气管哮喘儿童仍可达到正常的成人身高。也有研究表明,与严重哮喘带来的风险相比,激素对身高影响的作用较小,长期使用低中剂量吸入型糖皮质激素可能只会使儿童身高降低 0.7%。在使用 ICS 治疗的前 2 年,可能会减缓儿童的生长速度。不同药物对生长速度的影响不同,但一般不会超过

1 cm/a。需要注意的是,如果支气管哮喘控制不良对儿童身高也有影响,那么应尽可能使用低剂量ICS达到支气管哮喘控制良好的效果,并定期监测儿童的生长发育状况。

 专家提醒

吸入型糖皮质激素的主要不良反应为口咽部沉积导致的口腔真菌感染和声音嘶哑等,所以儿童在吸入药物后应及时漱口,并注意吸入技巧。

二十二、哪些儿童适合做脱敏治疗?

脱敏治疗也被称为变态反应原免疫治疗,是一种长期治疗过敏性疾病的方法,包括过敏性哮喘、过敏性鼻炎、荨麻疹等。以下是适合进行脱敏治疗的儿童群体:患有重度哮喘、严重的过敏性鼻炎、食物过敏等疾病的儿童;最大限度避免过敏原以后仍有持续症状的儿童;需要频繁使用抗过敏药物,而药物无法有效缓解症状的儿童。年龄越小,患过敏性疾病越早,并有家族史的儿童,更有可能受益于脱敏治疗。

 专家提醒

需要注意的是,脱敏治疗并不适用于所有儿童,需根据儿童的病情和医生的判断来决定是否采用。在进行脱敏治疗前,儿童需要进行全面的身体检查和过敏原测试,并且需要在专业医生的指导下进行治疗。

二十三、脱敏治疗的方法有哪些？需要多长时间？

常见的脱敏治疗方法有以下两种。

1. 渐进剂量法

渐进剂量法是一种以逐渐增加变态反应原剂量的方式来提高免疫耐受性的方法。治疗前需要进行皮试或血清学检测来确认过敏原，然后开始逐渐增加剂量，直到患儿能耐受较高剂量的变态反应原为止。

2. 超渐进剂量法

超渐进剂量法是一种快速升高变态反应原剂量的方法，可达到缩短治疗时间和提高免疫效果的目的。在治疗前也需要进行皮试或血清学检测来确认过敏原，但与渐进剂量法不同的是，超渐进剂量法中增加剂量的速度较快，一般每 15 min 递增一次，直到达到最高剂量，然后再逐渐降低剂量直至结束治疗。

通常来说，支气管哮喘脱敏治疗的疗程较长，需要数年的时间。治疗的具体时间因个体差异而异，但一般来说，渐进剂量法的治疗时间通常为 3~5 年，而超渐进剂量法的治疗时间较短，大约为数月到 1 年。治疗过程中需要定期检测支气管哮喘儿童的过敏原抗体水平，以便调整治疗计划和剂量。治疗期间需要密切监测患儿的病情和不良反应，以便及时处理可能出现的过敏反应。

第三部分

PART THREE

儿童支气管哮喘

环境篇

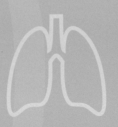

一、如何避免尘螨过敏?

螨虫为一种肉眼看不见的微型节肢动物,因地理位置不同其种类和分布存在差异,一般分为尘螨、粉螨、革螨、恙螨等几大类。其中,尘螨是室内的重要致敏源,主要包括屋尘螨、粉尘螨。活的螨体及其代谢物、排泄物、尸体均可致敏且残留时间长,从而诱发鼻炎、支气管哮喘等各种变态反应性疾病。尘螨以人类和动物皮屑及毛发等物质为食,从空气中吸收水分,具有繁殖能力强、生长速度快的特点。在适宜的湿度(>55%)与温度(20~25 ℃)环境中,活螨可在沙发、床垫、地毯等上快速繁殖为大群尘螨。

避免尘螨过敏的关键在于控制尘螨滋生,降低环境中尘螨水平及尽量避免在尘螨环境中暴露,具体可以从以下几个方面着手。

1.室内环境

卧室和客厅不仅是家庭生活的主要场所,也是尘螨生长繁殖的聚集地。最好每日用吸力强、带有HEPA(高效粒子空气)滤芯的吸尘器清理。并特别注意床下、柜台死角处的清洁,床下不要堆放杂物。

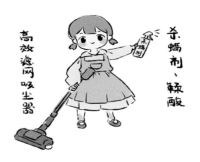

2.个人卫生

汗液、皮屑、宠物的毛发等都是尘螨生存的关键因素,因此,建议勤洗澡、勤换衣物,床上用品每隔2周更换清洗,掉落的毛发及时清理,减少皮屑残留的机会。

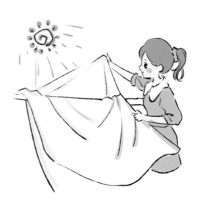

3.衣物及床上用品

床垫、枕头、被子等床上用品,建议选择孔径小、具有防螨功能的纺织品,限制螨虫滋生。床上用品、衣物等织物用热水(≥55 ℃)烫洗,用加入洗涤剂的热水(>50 ℃)清洗,烘干机烘干(高于55 ℃,大于10 min),干洗及勤晒被子等方法均能有效减少尘螨数量。

4.居家织物

地毯、窗帘等家庭装饰织物容易潮湿,也易积聚碎屑残片,是尘螨繁殖的理想栖息地。建议最好不用地毯,定期喷洒除螨剂或每周真空吸尘一次。尽量不使用厚重的窗帘,使用容易擦拭的百叶窗并经常清洗,建议每半个月用湿抹布清理窗叶堆积的灰尘。尽量不使用布艺沙发,选择皮沙发和易擦拭的家具。家具摆设尽量简单,减少室内挂饰,不要摆放容易堆积灰尘的东西。

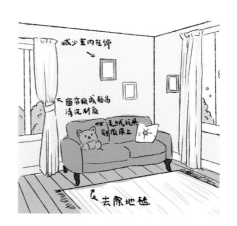

5.宠物及玩具

宠物及玩具藏匿着无数的尘螨。首先,宠物要勤清洁。其次,一些不易清洗的毛绒玩具,可用保鲜膜包裹起来放进冰箱冷冻24 h,或放入黑色塑料袋中扎紧,在日光下暴晒,或在冬季(或寒冷地带)将其放置在室外24 h,均可有效除螨。填充式儿童玩具需选择容易清洗的类型。

6.防尘罩

将床上用品及衣物装上防尘套,可以有效减少尘螨及过敏原的暴露。防尘罩选择孔径不超过6 μm、舒适性及透气性好的纺织面料,安全、耐久性好,也不会因洗涤影响防螨效果。

7. 空调过滤器

空调最好使用防尘螨过滤网并定期清洗,建议每2个月清洗一次。空调出风口的防尘罩至少一个季度打扫一次。

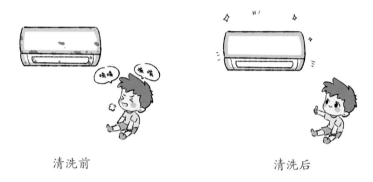

清洗前　　　　　　　　　　清洗后

8. 室内湿度

每天开窗通风,保持室内干燥,将环境湿度控制在50%以下。在潮湿的夏天,室内可使用吸湿机或空调除湿功能降低环境湿度。

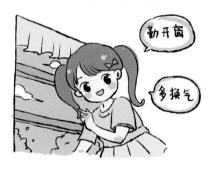

 专家提醒

尘螨暴露与支气管哮喘发生的相关性已得到公认,尘螨过敏是中国南方儿童支气管哮喘患病率上升的重要因素。了解尘螨及其习性对预防过敏性哮喘极为重要。尘螨虽不会咬人,但它的尸体、分泌物、排泄物(粪便)、脱落的皮壳,以及唾液和腺体分泌物都是过敏原,其中粪便是最强的过敏原。此类过敏原颗粒微小(10~40 μm),悬浮在空气中,可随着呼吸进入气道,引起哮喘发作。尘螨喜欢生活在温暖(15~35 ℃)、潮湿(55%~80% 湿度)、黑暗的环境。其对环境温度和湿度的变化极其敏感,气温在10 ℃以下尘螨的发育和活动便会停止,湿度低于50% 可导致其死亡。尘螨喜食粉末性物质,如人类的皮屑、面粉、奶粉、花粉等,喜欢躲在灰尘多的地方,如被子、床垫、被褥、枕头、布艺沙发、地毯、窗帘、毛绒玩具及宠物毛发等地方。

二、如何避免花粉过敏?

花粉是支气管哮喘的常见过敏原,支气管哮喘儿童应采取一些措施来减少花粉暴露。可参考以下几个方面的建议。

1.花粉计数

可以通过天气预报或气象网站查看当天和未来几天的花粉计数结果,提醒支气管哮喘儿童尽量避免在花粉计数量高的期间进行户外活动。

2.关注室内空气质量

使用高滤过性空气净化器来减少室内的花粉量。保持居住环境清洁,例如勤清洁床单、窗帘及地毯等。

3.紧闭窗户

在花粉计数量高的季节,尽量保持门窗紧闭,以减少花粉进入室内的机会。如果需要通风,请选择在花粉浓度较低的时候进行。

4.使用空调

空调在使用过程中,具有滤过空气中花粉的作用,但需定期清洁空调滤网,必要时进行更换。

5.避免户外活动

在花粉计数量高的期间,尤其是中午和下午,尽量减少户外活动。

6.佩戴口罩

如果儿童必须在花粉浓度较高的环境中活动,可以考虑佩戴口罩,以减少花粉吸入。

7.更衣和洗澡

户外活动结束后,儿童回家应立即更换衣物、洗头洗澡,以去除身上可能附着的花粉。

8.药物预防

对花粉过敏的儿童在其致敏花粉传播的季节,可以应用抗炎药物进行预防性治疗,包括H_1抗组胺药物、白三烯受体拮抗剂和糖皮质激素等。

9.咨询医生

如果支气管哮喘儿童的症状在花粉传播季节恶化,应咨询医生,及时调整治疗方案。

综上所述,在花粉传播季节或花粉传播高峰期,家长应尽量减少带支气管哮喘儿童去植被丰富的公园、植物园等场所活动,外出时要提醒孩子戴好口罩;若遇干热或大风天气应关好门窗,防止花粉飘进室内。使用花粉阻隔剂有一定防治效果。

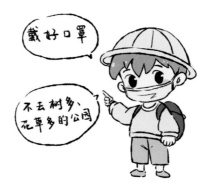

+ 专家提醒

　　如果确定是对花粉过敏引起的支气管哮喘症状,可以使用花粉阻隔剂,并及时冲洗鼻腔。同时,家长要注意避免带支气管哮喘儿童去有花粉的场所,外出时尽量佩戴口罩,注意遮阳,可戴帽子、纱巾或打遮阳伞等。

三、如何避免霉菌过敏?

　　霉菌会引起儿童支气管哮喘发作,对于支气管哮喘儿童来说,避免接触霉菌是非常重要的,因此,在儿童生活环境中应做好以下预防措施。

1. 保持室内干燥

　　霉菌在潮湿的环境中生长迅速,如有积水、浸水或长期高湿度的地方,应尽量保持家中的湿度低于50%,定期检查房屋角落漏水和下水道积水等情况,以防止潮湿和霉菌滋生,可使用除湿器来降低室内湿度。

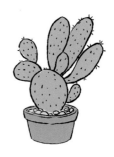

2.保持清洁

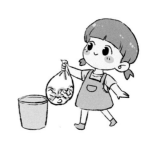

定期清洁家居环境,包括浴室、卫生间、地下室等易潮湿区域,可使用含有抑制霉菌生长的清洁剂;避免将物品存放在潮湿处,如地下室或地下车库。尽量不要将家具靠近墙壁,以提供足够的通风空间。

3.避免食入含霉菌食物

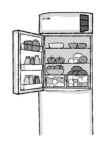

霉菌产生的孢子可能会被吸入到肺部并引发支气管哮喘症状,应避免食用过期发霉的食物。

4.空气除菌

定期更换空调过滤器,使用空气过滤器可有效去除空气中的霉菌孢子,确保空气质量良好。

5.室外活动

尽量避免长时间在潮湿和多霉菌的环境中活动,如湿地、林区等。沙尘、阴雨天气避免室外活动。可佩戴口罩外出,防止吸入菌丝及孢子。

专家提醒

交链孢霉、镰刀菌、德氏霉、曲霉、青霉、根霉、毛霉是我国主要的致敏霉菌,而链格孢和烟曲霉是最常见的吸入性霉菌过敏原。霉菌孢子、菌丝及代谢产物都可以使人体致敏,其中孢子是最重要的过敏原。霉菌通过形成生殖孢子的方式在空气中传播,它们在土壤和空气中大量存在,可以长期处于休眠状态,当条件适宜时便开始进行生长。霉菌惧怕阳光的直射,适宜在冷暖适中、动植物丰富的环境中生长。同时,丰富的动植物也可以提供霉菌生存所需的营养物质,但紫外线能够杀死霉菌,所以，干燥的地方不易滋生霉菌，寒冷和酷热的条件下也不易滋生霉菌。因此，支气管哮喘儿童所处的室内环境要保持通风，做好除湿，防止霉菌的产生并及时清除霉斑或清理发霉物品，减少人体接触霉菌的机会。

🌱 四、如何避免蟑螂过敏？

蟑螂是蜚蠊目蜚蠊科昆虫，又名"飞廉"，在世界各地均有分布，主要分布在热带、亚热带及温带地区；喜欢在温暖、潮湿、食物丰富和多缝隙的场所栖居；喜暗怕光，昼伏夜出。蟑螂是杂食性昆虫，食物种类广泛，以面包、米饭、糕点、荤素熟食品、瓜果以及饮料等为食物。在户外垃圾堆、下水道和公共厕所等地方，它们以腐败的有机物为食。蟑螂四季可繁殖、活动。

蟑螂具有很大的破坏性，其体表和消化道会携带多种病原微生物，体内分泌物、排泄物、呕吐物及蟑螂尸体干粉末是引起 I 型过敏反应疾病的重要致敏原，对过敏性哮喘影响极大。德国小蠊和美洲大蠊为蟑螂的主要致敏品种，目前至少明确存在有9~10种蟑螂变应原。蟑螂变应原的水平存在季节性变化，通常在夏天和秋天较高，应做好以下防治措施。

1. 保持环境卫生

及时打扫居室环境，包括卫生间和下水道，垃圾及时清理。家中不留卫生死角，妥善保存食物，厨房内不要露天摆放食品，家中不要留积水，对容易隐蔽蟑螂的灶台、橱柜等的缝隙，应仔细填塞抹平，杜绝蟑螂滋生。

2. 阻止蟑螂入户

控制入口，加装纱门、纱窗，或是在排水孔上添加细目网，晚上盖好家里对外的排水孔地漏等,避免蟑螂进入。密封外墙、地板及平台上有空调管道或电线穿过的孔洞。在干爽排水孔周围涂一层宽度至少10 cm的凡士林,以防止蟑螂越过孔口。

3.杀灭蟑螂

物理方法与化学药剂灭杀方法相结合。

(1)物理方法:

①可用蟑螂粘板等;

②各种缝隙中的蟑螂成虫及幼虫、卵可用热肥皂或洗衣粉水烫浇;

③对有蟑螂栖息的竹、木家具等,可用开水浇灌烫杀。

(2)化学方法:

可使用化学杀虫剂或灭蟑螂药物(如毒饵、触杀剂、熏蒸剂等)消灭繁殖的蟑螂,特别注意在使用过程中要避免对人体或宠物造成伤害。

注意杀灭蟑螂后需要进行彻底的大扫除,清除蟑螂尸体及其分泌物。具体措施包括:清洗地板、打扫房屋角落和顶部;使用清洁剂清洗器皿;使用真空吸尘器;密封房屋的各种缝隙和漏口;保持洗涤槽清洁;使用封闭式垃圾箱;应用高效空气过滤器;等等。

五、哪些宠物毛屑容易引起过敏?

宠物过敏多见于对猫或狗的过敏,或者是对两者都过敏。很多人认为对宠物过敏就是对宠物的皮毛过敏,其实不然,诱发过敏性哮喘的过敏原并非宠物皮毛,而是皮毛所携带的过敏原,主要是动物毛皮屑,唾液腺、皮脂腺分泌的特殊蛋白质。不同动物产生的过敏原不同,猫产生的过敏原主要存在于猫的唾液和皮脂腺中;狗产生的过敏原主要存在于皮屑、唾液、尿和血清中。宠物毛皮屑、分泌物等会增加空气中相应过敏原的含量并长时间残留,进而引起支气管哮喘等过敏性呼吸系统疾病的发生。支气管哮喘儿童的呼吸道非常敏感，当受到动物皮毛携带的过敏原刺激后，气道会变得狭窄，常常表现为突发胸闷、气急、咳嗽，有时可以听到哮鸣音（呼吸期间产生的有音乐特征的哨笛音），轻者脱离接触后即可好转，重者有可能危及生命。有调查显示，儿童与宠物接触越密切，越容易患支气管哮喘；晚上与宠物睡在一起的儿童的支气管哮喘患病率明显高于不与宠物睡在一起的儿童。

养了宠物的家庭，建议做到以下几点：

（1）定期对宠物进行清洁护理，尤其是在宠物脱毛季节，需尽早采取预防措施；

（2）限制宠物的活动范围，不让宠物进入卧室，远离潮湿环境；

（3）经常梳理宠物的毛发（最好在室外梳理），减少室内脱落毛发的数量；

（4）尽量减少使用针织品、毛绒玩具等易于吸附皮屑的居家陈设及生活用品，避免宠物毛发粘附；

（5）经常用吸尘器清扫房间，保持室内清洁；

（6）明确或者疑似动物毛屑过敏者避免与动物接触（直接或间接），最好将宠物移走并彻底清洁居住环境。

 专家提醒

目前支气管哮喘与宠物的关系尚未明确。有研究结果显示宠物过敏原导致支气管哮喘和喘息风险增加；也有研究显示接触宠物可降低过敏风险（如与猫接触可能是支气管哮喘发作的保护因素）。因此，今后仍需更多的研究证据以制定预防和干预策略。家长在饲养宠物的过程中应特别注意宠物卫生，观察孩子在养宠物后的状态，若无明显不适，可以适当饲养宠物。

六、支气管哮喘儿童可以穿羊毛衣物吗?

支气管哮喘儿童可以穿羊毛衣物,但需要注意以下事项。

1.选择合适的羊毛衣物

羊毛衣物有不同的种类和纤维密度。尽量选择柔软、舒适、不会刺激皮肤的羊毛衣物,避免使用做工粗糙或带有刺激性气味的羊毛衣物。

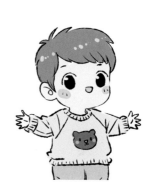

2.穿透气的棉质内衣

在穿羊毛衣物之前,确保儿童穿透气的棉质内衣,以减少羊毛对皮肤的直接接触。

3.避免过于紧身

羊毛衣物不应该过于紧身,要确保空气能够流通,避免引发支气管哮喘。

4.洗涤干净

新的羊毛衣物可能含有残留的化学物质或尘埃,应该在穿之前充分清洗。使用温和的洗涤剂,并确保彻底冲洗干净。

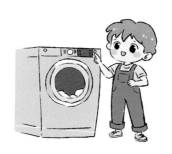

5.考虑季节和温度

在选择穿羊毛衣物时,要考虑季节和温度。在天气寒冷时,穿羊毛衣物可以提供额外的保暖,但在温暖的季节,可能会过热,导致不适。

6.监测过敏反应

如果支气管哮喘儿童对羊毛产生过敏反应,如皮肤瘙痒或发红,应立即停止穿戴羊毛衣物,并咨询医生。

总之,支气管哮喘儿童可以穿羊毛衣物,但应选择适合的材质和款式,并确保衣物的清洁和穿戴舒适,以减少可能引发支气管哮喘症状的情况。如果有疑虑或过敏反应,请咨询医生的建议。

七、支气管哮喘儿童可以涂指甲油吗?

不可以。

支气管哮喘儿童的气道敏感度较高。虽然指甲油涂在指甲上可以快速自然风干,看似无害,但指甲油内含有害化学成分,有碍健康。首先,指甲油散发的刺鼻的化学刺激物气味,容易对支气管哮喘儿童的呼吸道产生刺激,引起呼吸道或肺部等不适症状,甚至可能导致支气管哮喘发作。其次,传统的指甲油主要以硝化纤维为原料,以乙酸乙酯、乙酸丁酯、异丙醇和丙酮等为溶剂,以甲苯磺酰胺、甲醛树脂为主要原料制成。溶剂一般占指甲油的70%左右,其成分里的甲苯、甲醛等对人体都有致癌风险。另外,儿童若使用卸甲油可能会对指甲造成伤害,诱发皮肤过敏,甚至会影响生长发育。

女孩子因年龄和性别特点,有着强烈的好奇心和爱美之心,当看到妈妈或街上阿姨花花绿绿的指甲时,难免心动。这时,需要家长做好正向的引导并用通俗的语言告知其指甲油的危害性,可使用其他玩具、书籍等转移儿童的注意力。此外,家长本身也要做好表率,减少做美甲的次数,将家中的指甲油放到儿童触碰不到的地方,从多方面注意,避免儿童接触指甲油。

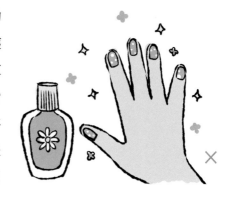

专家提醒

　　支气管哮喘是由多种细胞以及细胞组分参与的慢性气道炎症性疾病,在气道反应性增高的情况下诱发多种症状,对支气管哮喘儿童的生活质量造成严重影响。有研究显示,有害气体接触史是影响儿童支气管哮喘急性发作的危险因素之一。指甲油中含有苯、甲醛、丙酮等有害气体,吸入后不管对成人还是孩子都有危害,因此若家长使用指甲油,应注意生产厂家,并通过正规渠道购买,妥善保管并防止儿童使用。

八、空气污染会引起支气管哮喘发作吗? 如何预防?

　　会。

　　空气与每个生物体的生活都息息相关,氧气是人类赖以生存的要素之一,除此之外,空气中还存在多种成分,其中一氧化碳(CO)、臭氧(O_3)、氮氧化物(NO_x)、二氧化硫(SO_2)等均可对人类身体健康造成影响。

　　随着工业发展,空气污染物含量明显增加。空气污染物的种类繁多,主要来源于室外及室内环境。室外空气污染物包括化学污染物及可吸入变应原,其中化学污染物包括天然污染物(来自山火、沙尘暴、火山爆发等)和人造污染物(来自机动车辆、生物燃料燃烧、发电厂、工业设施、垃圾焚烧、杀虫剂等)。工业废气、交通相关空气污染物以及生物燃料燃烧(如燃料乙醇、生物柴油等的使用)是室外空气污染的主要原因。如居住在城市主干道附近,引发支气管哮喘的风险可能增加。此外,长期暴露于细颗粒物(PM2.5)环境中易引起严重哮喘发作,并且与2~10岁儿童的喘息发作次数呈正相关。室内空气污染物主要来源包括室外污染物渗透,螨虫、霉菌、花粉等过敏原,烟草烟雾暴露,燃煤,装修材料等。

　　人类多种疾病均是通过空气传播的,比如真菌、病毒、细菌以及花粉均可附着于土壤或植物表面,且随着气流转移传播至其他区域。支气管哮喘属于气候性疾病,可因为温湿度及空气中成分的改变,对呼吸系统产生刺激作用,从而频发咳嗽。空气中污染指数越高,病情严重程度越高。如NO_2易溶于水,属于刺激性气体,日常生活中可通过呼吸进入肺泡,形成硝酸和亚硝酸,刺激肺组织,增加肺毛细血管通透性,从而导致肺气肿、肺炎、支气管炎、支气管哮喘等呼吸道疾病。

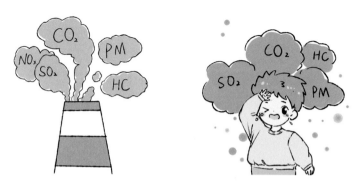

　　全球哮喘防治创议(GINA)患者指南指出,全球13%的儿童支气管哮喘发生与空气污染有关,空气污染使支气管哮喘儿童更容易出现持续性哮喘症状及肺功能降低,在空气污染指数较高时医院急诊或住院治疗的患者数量明显增加。

专家提醒

　　家长应减少在空气污染严重的天气带支气管哮喘儿童进行室外活动,外出时应佩戴口罩,选择住房时尽量远离主干道公路旁。

九、支气管哮喘儿童居室内环境有何要求?

1.室内温湿度

室内可见的霉斑、水渍、发霉气味均是室内潮湿的表现,真菌更容易在潮湿的环境下生长。暴露于上述居室环境中的儿童,其支气管哮喘发病率较高。因此,室内应常通风,保持干燥,减少霉菌生长。此外,室内还应保持适宜的温度和湿度,建议温度维持在18~22 ℃,湿度在50%左右。可在居室内放置温湿度表,以便于控制适合的温湿度。

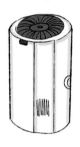

人体舒适空气相对湿度 55% ~ 65%
梅雨季空气相对湿度 70% ~ 100%

2.室内空气

烟草烟雾也是诱发儿童支气管哮喘的重要因素之一,其内含大量颗粒污染物、气态污染物及其他有机物,如二手烟中含有大量的尼古丁、煤焦油等有害物质。烟草烟雾暴露对支气管哮喘儿童具有严重影响,可能引起喘息症状

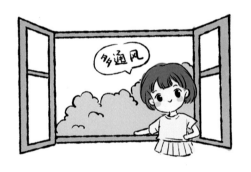

多通风

增加、肺功能下降等。因此,倡导家庭成员不吸烟。此外,烹饪油烟在引起严重室内空气污染的同时还可诱发儿童支气管哮喘,烹饪时应打开排风扇并开窗通风,儿童应远离厨房,避免吸入油烟。

3.室内装修材料

进行室内装修的环境中存在着大量的挥发性和半挥发性有机物,其中甲醛、双酚A和邻苯二甲酸酯已被确定为引发过敏性疾病的危险因素。支气管哮喘儿童所居住的房屋内的家装材料应从正规渠道购买。新装修的房屋应开窗通风,充分疏散装修时产生的有害气体。

4.室内清洁

注意房间环境的消毒和除尘(参见本章问题一相关内容)。

5.室内物品、玩具

(参见本章问题一相关内容)。

6.室内宠物饲养

(参见本章问题五相关内容)。

专家提醒

　　室内环境对支气管哮喘儿童来说是生活、学习和玩耍的有限内部空间,也是儿童停留时间较长的场所。全国儿科哮喘协作组调查发现,室内重修、装修和购买新家具是居室内环境污染物的重要来源。室内环境中可能存在相应的过敏原,因此,家长在室内装修、家庭布置和生活中都要从支气管哮喘儿童的健康角度考虑,加强室内通风,当室外空气质量较好的时候,多带领儿童做一些户外运动。这不仅可以减少室内环境污染物质对儿童身体的危害,还可以增强儿童的身体素质,强健体魄。

十、室内装修会引起支气管哮喘发作吗？如何预防？

会。

日常的装修是有可能会诱发支气管哮喘的,临床上经常会有病人因住进新装修的居室后,出现一些胸闷、咳嗽等症状。且有研究表明,尽管新装修的房屋中存在通风系统,但是室内空气的有机化合物含量并没有显著下降。即使装修完3年以后,室内许多污染物的浓度仍然很高。在居室装修的过程中,往往会使用木板、油漆等材料,而这些材料通常含有多种化学物质,有调查显示家居装修使用木地板(实木、强化木等)比普通材料(水泥和瓷砖)更易增加儿童干咳和支气管哮喘的发生率。此外,装修使用油漆、涂料、壁纸等,会提高儿童患持续性咳嗽、喘鸣及支气管哮喘的风险。油漆和涂料含有多种溶剂和挥发物,使用壁纸的过程中用到的胶水同样含有大量的甲醛和挥发性有机物,因此建议家庭装修尽可能选用环保的油漆和涂料,尽量不用或少用壁纸。

装修产生的室内空气污染物包括 NO_x、CO、CO_2、SO_2、甲醛和生物制剂(内毒素)等。近年来,特别是甲醛和挥发性有机物已成为最为严重和普遍的装修型室内空气污染物,其产生的刺激性气味是支气管哮喘的触发因素,通过诱发支气管哮喘的免疫学机制和遗传损伤机制导致支气管哮喘发作。因此,在装修时应注意材料的选择,尽可能地避免支气管哮喘儿童进入装修环境。

✚ 专家提醒

　　家长应在装修房屋时选择环保的家装材料,房屋装修好后应开窗通风6~12个月,整个装修过程中避免孩子进入装修房屋内。

🌱 十一、刺激性气味会引起支气管哮喘发作吗？如何预防？

会。

工业生产及机动车辆排放的气态污染物、生物燃料燃烧产生的烟雾、建筑装修材料释放的有害气体、房屋潮湿所致的霉味、下水道发出的臭气、烹饪产生的油烟、杀虫剂、空气清新剂、消毒剂或其他刺激性气味等都有可能引起支气管哮喘发作。

甲醛和挥发性有机物容易刺激呼吸道,导致支气管哮喘发作,或使支气管哮喘加重。染发、烫发剂中的化学物质也是一种无形的"诱喘物"。多项临床调查发现,喜欢烫染发的妈妈,其孩子较容易反复引发支气管哮喘。除染发、烫发剂外,化妆品、香水等用品均含有化学物质,它们散发出的气味都是带有刺激性的,即使是高级产品,也是由化学香料制成的,对支气管哮喘儿童来说均属于致敏原。因此,家长在染发、化妆、喷香水等的时候,应尽量减少和孩子亲密接触。此外,家长在给孩子选购玩具时一定要慎重,尤其是有孩子患过敏性哮喘的家庭,更需谨慎挑选各种接触类的玩具,尽量避免购买绒毛类玩具和颜色鲜艳的涂漆类玩具。某些涂漆类玩具的化学喷涂颜料会不断释放气味,不经意间就会刺激孩子的呼吸道。家长也要留意若孩子因玩某种玩具多次出现咳嗽、喘息等症状甚至引起支气管哮喘发作,则应避免孩子再次接触该玩具。

 专家提醒

大多数人没有意识到个人或家庭用品中的"香味"通常是几十到几百种化学物质的混合物。芳香产品会释放出数十种不同的挥发性化合物,被人们吸入,与皮肤或眼睛接触,而其中一些化合物被认为是空气污染物。气味过敏有两种主要类型的症状:呼吸道过敏和皮肤过敏。防止香味过敏的最好方法是去除、阻挡或避免刺激性物质。

气味过敏可能引起的症状包括:①呼吸问题,包括咳嗽、气短和支气管哮喘症状恶化;②鼻塞;③流泪;④偏头痛;⑤皮疹、荨麻疹、皮肤刺痛及皮炎;⑥胃部不适;⑦某些严重病例会对神经系统产生影响。

这种类型的过敏也可能包含情感和社会因素。

十二、香烟暴露会引起支气管哮喘发作吗？如何预防？

会。

香烟暴露是指处于烟草烟雾环境中，包括主动吸烟和被动吸烟，对儿童来说，主要是被动吸烟。吸烟已被证明为引发肺癌、慢性阻塞性肺疾病（COPD）和心血管疾病等疾病的危险因素。近年来也有大量研究发现，吸烟和环境中的烟草烟雾对支气管哮喘儿童有多重影响。支气管哮喘儿童被动吸烟（又称"二手烟"）会引起支气管哮喘发作。支气管哮喘儿童若长期暴露在烟草烟雾环境中，可导致支气管哮喘频繁发作、症状日益加重；还会导致其住院次数增多，治疗时间延长，用药剂量加大，治疗效果降低，进而影响儿童肺功能，继发肺部感染。

现在大多数父母都能认识到"二手烟"的危害，有的家长会在露天空旷处或是孩子不在家时吸烟，但美国儿科学会的研究发现，即使避开了孩子，吸烟者家庭婴儿体内的尼古丁含量仍比不吸烟家庭婴儿的高出7倍。目前，"三手烟"也逐渐受到公众的关注，它是指吸烟后残留在家具等物品，甚至吸烟者的衣物、皮肤上的有害物质。"三手烟"在室内停留的时间相当长，即使家长不在家里或不在孩子面前吸烟，香烟的有毒残留物也会进入家长的衣服和头发里，再传递给孩子。加之儿童的免疫系统比较脆弱，呼吸速度高于成人，更容易暴露在"三手烟"的危害中。当儿童皮肤吸收这些有害物质后，最直接的后果就是引起呼吸系统的问题，如急性支气管炎、支气管哮喘等。对于家中有支气管哮喘儿童的家庭，建议家长戒烟。

 专家提醒

儿童的香烟暴露主要是被动吸烟，又称"二手烟"。同时，还有"三手烟"，指吸烟后烟雾及微细颗粒会残留在衣服、头发、皮肤、墙壁和家具等表面，即使看不见摸不到，也会间接对孩子产生危害。"三手烟"中的有害物质会增加呼吸道黏膜的敏感性，从而导致支气管哮喘的反复发作。因此，支气管哮喘儿童应远离"二手烟""三手烟"，远离香烟和电子烟，其家中同住成员应戒烟。

十三、气候变化会引起支气管哮喘发作吗？如何预防？

会。

气候变化能改变大气污染物中化学和生物物质的组成成分和播散方式，特别是花粉和孢子等吸入性变应原的浓度变化。随着经济高速发展，生态环境遭到破坏和能源的过度开发利用，大气中 CO_2 和其他温室气体的浓度显著增加，旱涝、雷暴和高温等极端天气频发，这些极端天气已严重危及公众的呼吸道健康，其对过敏性呼吸道疾病（如支气管哮喘）的影响尤为突出。

我国北方冬季寒冷干燥，南方夏季炎热潮湿，特别是进入梅雨季节后，南方天气潮湿、气温高，衣物容易发霉和滋生细菌。研究发现在潮湿和霉菌暴露的环境中，儿童喘息、咳嗽等气道过敏反应症状显著增加，支气管哮喘易被诱发。需要格外注意儿童的卫生健康问题，谨防这种梅雨天气刺激气道而诱发支气管痉挛，导致支气管哮喘发作。另外，在季节变换时，如夏秋之交或冬春更替之时，温度和湿度急剧变化，花粉传播季节的开始时间、持续时间和强度都会因气候变化而改变，因此，季节变换易诱发儿童支气管哮喘。

专家提醒

换季时，如冬去春来，气温由寒冷变温暖，昼夜温差大，家长应多关注天气预报，注意随气温变化及时提醒孩子增减衣物。支气管哮喘儿童应经常到户外活动，多晒太阳，冬春季节在户外活动时应合理佩戴防护口罩，既可防止寒冷、不洁空气直接侵袭气道，又可减少或避免过敏原吸入。

十四、外出活动时，哪些因素易致支气管哮喘急性发作？

外出活动时，容易导致儿童支气管哮喘急性发作的因素包括接触过敏原、环境及季节变化、未接触过的食物、病毒感染、过度疲劳和某些药物等。为了最大限度地避免儿童支气管哮喘急性发作，应当根据活动内容和目的地、既往支气管哮喘急性发作的特点和诱发因素等采取相应的防控措施，具体可参考如下。

首先，结合儿童个体情况，识别可能的过敏原并尽可能避免与之接触。如进出游乐园、动物园、公园等场所或入住酒店时，可能会接触到花粉、动物毛皮屑，以及地毯、床褥中的尘螨、霉菌等吸入性过敏原。需警惕既往未知或未接触过的食物引起的食物过敏。

其次，呼吸道感染、香烟暴露、运动、天气变化或空气污染物及各种刺激性气体、过度疲劳、精神紧张、焦虑等非过敏性因素都可能引起支气管哮喘的急性发作。

最后，某些药物，如常用的退热药、降压药、抗菌药、β受体阻滞剂、抗胆碱能药物等也可引起支气管哮喘急性发作，支气管哮喘儿童在使用这些药物时应当小心谨慎。

 专家提醒

外出活动游玩时，支气管哮喘儿童的哮喘控制药物需继续使用，同时还要随身携带缓解药物。

第四部分

PART FOUR

儿童支气管哮喘
运动与饮食篇

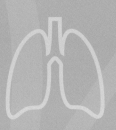

一、支气管哮喘儿童可以运动吗？

在支气管哮喘控制良好的情况下，儿童可以正常运动。全球哮喘防治创议（GINA）患者指南指出，支气管哮喘儿童进行规律的运动不但可以强身健体，提高免疫力，还可以增加耐力，改善心肺功能，促进心理健康，提高生活质量。相反，运动不足是造成支气管哮喘控制不良，导致肺功能下降的因素之一，且久坐不利于支气管哮喘的康复。但在日常生活中，人们往往会有"支气管哮喘儿童不能参加体育运动"的认识误区，这主要来源于人们对运动安全性的担忧。特别是患儿如果曾经在运动时出现过支气管哮喘急性发作，患儿和家长可能会错误地认为避免运动是控制支气管哮喘的有效措施。事实上，支气管哮喘儿童运动后出现的呼吸道症状，多与支气管哮喘控制不良有关。虽然部分儿童可因运动诱发呼吸道症状，但经过规范吸入糖皮质激素的治疗，可显著降低气道高反应性，通常不会影响儿童正常运动。

美国运动医学会（ACSM）指南指出，步行是支气管哮喘儿童首选的运动方式。对于6~17岁支气管哮喘儿童的运动方案建议如下：（1）频率：每周3~5次，最好每日运动；（2）强度：中等强度（呼吸心率、排汗显著增加）；（3）时间：每天20~60 min（持续或间歇性运动）；（4）项目：步行、跑步、游泳、自行车、瑜伽等。目前，暂无5岁及以下支气管哮喘儿童的运动指南或共识，WHO建议5岁以下慢性疾病儿童的运动可参考同龄健康儿童运动处方或指南。而以运动为诱发因素的支气管哮喘儿童，也应当在专科医师的指导下，根据个体的评估结果进行强度适中的运动。此外，"维持正常活动水平，包括运动能力"也是支气管哮喘治疗的目标之一。

 专家提醒

如果支气管哮喘儿童缺乏运动，可能会使支气管哮喘症状加重，导致患儿肺功能进一步下降，同时，久坐可能会对肺容量和平滑肌功能产生负面的影响，从而易导致呼吸道高反应性，进而影响支气管哮喘的控制水平。

二、支气管哮喘儿童适合做哪些运动？

支气管哮喘儿童的运动方式因人而异。

1. 运动时间

WHO建议5岁及以下支气管哮喘儿童每天户外、户内活动时间应大于2 h，每次被限制（例如：婴儿车等）、久坐时间不应超过1 h；6~17岁支气管哮喘儿童的运动建议为每周3~5 d，每天至少120 min，最好每日运动。根据儿童身体情况决定持续或间歇地进行20~60 min日常活动、游戏活动或体育运动等。

2. 主要运动方式

①日常活动：包括日常生活技能锻炼，例如用筷子吃饭、系鞋带、穿衣服等；家务劳动，例如洗小件物品、擦桌子、扫地、整理玩具和自己的物品等；积极的交通方式，例如步行、上下楼梯、骑自行车等。

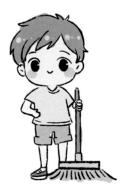

②游戏活动：以发展基本动作技能为目标的游戏，例如障碍跑、"跳房子"游戏、跳绳、爬绳（杆）、骑脚踏车、骑滑板车、过独木桥、前滚翻、侧手翻、推小车、滚轮胎、扔沙包、放风筝、踢毽子、串珠子、捏橡皮泥、折纸、搭积木、"老鹰捉小鸡"游戏、抓人游戏、丢手绢、荡秋千、蹦床、攀爬（攀岩墙、攀爬架和梯子等）、学小动物爬行（熊爬、猩猩爬、鳄鱼爬等）等。

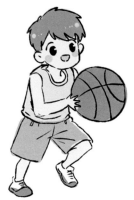

③体育运动：例如游泳、体操、足球、篮球、跆拳道、武术、乒乓球、棒球、滑冰、滑雪等，有研究指出游泳时环境湿润，产生的气道阻力小，不易引起支气管痉挛，因此，游泳被推荐为支气管哮喘儿童最适宜的运动项目，但最好选择非氯气暴露的泳池。

专家提醒

　　一般支气管哮喘儿童的活动以中等强度的有氧活动为主,并且要考虑儿童的舒适度。此外,家长应知晓,步行是支气管哮喘儿童首选的运动方式。

三、支气管哮喘儿童运动时需要注意什么?

1.运动时机的选择

　　为预防在运动时诱发支气管哮喘,支气管哮喘儿童应在支气管哮喘控制良好的情况下且无急性呼吸道感染时进行运动,并且还应在家长或监护人的陪同下进行,避免发生危险。

2.运动环境的选择

　　尽量在适宜的气候条件下运动,避免在天气过冷或过干燥、空气污染严重或有致敏危险因素(如:花粉、含氯消毒剂)时进行室外运动。在天气寒冷时,建议在室内运动,若要在室外运动,可戴口罩或用薄围巾遮住口鼻。

3.运动强度的选择

　　运动应该循序渐进,可先进行15 min左右的低强度热身活动,再缓慢增加强度,以儿童的耐受度为准,即不出现相关不适症状为宜。

4.运动前的准备

　　应按照支气管哮喘儿童的运动计划进行,准备好急救药品,EIA儿童在运动前10~20 min可预防性吸入速效β_2受体激动剂,也可在运动前2 h服用白三烯受体拮抗剂。12 岁以上支气管哮喘儿童也可在运动前吸入低剂量的 ICS-福莫特罗。

5.运动时的观察

若儿童在运动中或运动后出现咳嗽、喘息、气促、胸闷等症状,应立即停止运动,并吸入速效 β₂ 受体激动剂。若无急救药物,可嘱儿童平静休息,部分儿童 0.5~1.0 h 后或可自行恢复。若症状加重或持续未缓解,应立即就医。

专家提醒

运动性哮喘可发生在 50%~90% 已确诊的支气管哮喘儿童中,主要表现为儿童在运动中或运动后出现咳嗽、喘息、气促、胸闷等症状,在剧烈运动、天气寒冷、支气管哮喘控制欠佳的情况下易发生。所以确诊运动性哮喘儿童在运动前应充分做好热身运动及其他准备活动,呼吸方式尽量采用鼻呼吸,不要张口呼吸。鼻呼吸的方式有助于减轻支气管哮喘发作的程度。

四、什么是食物过敏?

食物过敏是指特定的食物通过免疫应答机制引起生理功能紊乱和(或)组织损伤,进而引发消化系统、呼吸系统、皮肤甚至全身等一系列的临床症状(详见表7)。

食物过敏分为以下两种类型。

1.速发型

在进食数分钟后立即起病。症状明显,甚至比较激烈,表现为呕吐、腹泻、呼吸困难、喉头水肿等。

2.迟发型

在进食数小时甚至几天内起病,多表现为胃肠不适、皮疹等。严重的食物过敏患者可引起过敏性休克、急性哮喘、喉头水肿等,可能危及生命。

主要部位	临床症状
	表7　食物过敏的主要临床症状
消化道	呕吐、腹泻、腹痛、胃食管反流、血便。儿童可表现为进食后哭闹,拒食严重者可出现生长落后、低蛋白血症或严重结肠炎。
皮肤和神经系统	皮肤:特应性皮炎,面部、口唇、眼睑水肿,进食后出现荨麻疹、皮肤瘙痒等。 神经系统:头痛、头晕等,严重时可能会引发过敏性休克。
呼吸道	出现流鼻涕、打喷嚏、慢性咳嗽、呼吸短促、呼吸困难、哮喘等症状,严重者可出现急性喉水肿或气道阻塞。
眼、口腔及咽喉	眼部瘙痒、结膜充血、流泪、眶周水肿。口咽部(唇、舌、上颚)和喉部出现不适感,如:舌部麻木、运动不灵敏、疼痛或者痒感,咽喉、舌头肿胀,合并喘息或呼吸困难、干燥、口渴。
心血管	心动过速(严重过敏反应时偶见心动过缓)、低血压、眩晕、晕厥、意识丧失。

专家提醒

食物过敏是由一种或多种特定食物成分进入人体后使机体致敏,再次、反复进入人体导致机体产生异常的免疫反应,引起生理功能紊乱和(或)组织损伤,可累及皮肤、消化、呼吸及心血管等不同的器官,产生一系列临床症状。婴幼儿阶段是食物过敏的高发时期,3岁后开始下降,但严重者可延伸到学龄期甚至成人。

可导致过敏的食物有数百种,但90%以上婴幼儿过敏与牛奶、鸡蛋、花生、鱼、虾、坚果、大豆、小麦等食物有关。与食物过敏不同,食物不耐受是没有免疫系统参与的食物不良反应。常见易导致过敏的食物分类可参考表8。

表8　常见的致敏食物分类	
种类	**食物及注意事项**
含有麸质的谷物及其制品	小麦、黑麦、大麦等都含有麸质，麸质是这些食物中的一种蛋白质成分，易引发过敏。
甲壳纲类动物及其制品	虾、蟹、扇贝等。需注意这些海产品的过敏原比较耐热，经过高温蒸熟也会导致部分儿童过敏。
鱼类及其制品	鱼类，尤其是肉色偏红的鱼肉，其中含有的过敏原更多。
蛋类及其制品	鸡蛋、鹅蛋、鹌鹑蛋等。例如鸡蛋中含的卵白蛋白，对哮喘及其他过敏患者是非常强的过敏原。
花生及其制品	花生米、花生酱、花生油等。花生及其制品含有丰富的蛋白质，易造成过敏。
大豆及其制品	豆腐皮、豆腐干、豆腐等。大豆是一种常见的过敏原，儿童常见此类过敏。
乳及乳制品	酸奶、硬质干酪、奶油等。乳制品过敏是乳蛋白与人的免疫系统反应引起的。
坚果及其果仁类制品	花生、榛子、核桃等。过敏人群一旦误食会产生皮肤瘙痒、咽喉水肿等反应，严重时可能危及生命。

五、什么是食物不耐受？

食物不耐受是非免疫介导的食物不良反应，是由机体本身代谢异常（如乳糖酶缺乏所致的乳糖不耐受）或是机体对某些食物含有成分的易感性增高所致的系列症状。乳糖进入小肠后，被乳糖酶水解为两种容易吸收的单糖，即葡萄糖和半乳糖，继而进入血液循环供人体利用。小肠乳糖酶的分泌量减少或缺乏时，既可致肠腔渗透压增高，也可使进入结肠的乳糖被细菌酵解成乳酸、氢气等多种气体，进而刺激肠蠕动增加，出现腹胀、腹痛、腹泻等症状。食物不耐受主要是由于机体某些酶的缺乏或转运系统障碍，造成食物中某些成分代谢和转运出现问题。主要包括乳糖酶缺乏、果糖不耐受、短链碳水化合物（菊粉、低聚果糖、低聚半乳糖、山梨醇、甘露醇、木糖醇等）不耐受等。

一般乳糖酶缺乏分先天性和继发性两类。乳糖不耐受儿童如果大便次数不多且不影响生长发育,一般无需特殊治疗。若患儿腹泻次数多,体重增加缓慢则需调整饮食,主要应限制摄入含乳糖的食物,可适当给予替代食物以保证患儿的营养需要。大部分食物过敏儿童随着年龄的增长,食物过敏症状会逐渐缓解,但食物过敏持续的时间不尽相同,一般情况下lgE介导的食物过敏持续时间长,非lgE介导的食物过敏持续时间短。牛奶蛋白过敏的婴儿可根据过敏的轻重程度选择深度水解蛋白配方或氨基酸配方的奶粉为替代品,保证营养摄入。

六、食物过敏的婴儿如何添加辅食?

辅食的添加对婴儿的生长发育至关重要,在添加辅食之前,需要正确判断婴儿是否存在食物过敏。存在某些食物过敏的婴儿只需避食过敏食物,其他辅食可按常规添加,不需要推迟。食物过敏的婴儿应定期去检测过敏原及进行食物激发试验,以确定食物过敏是否已经缓解。

存在食物过敏的婴儿,可选择替代品喂养。

1. 对牛奶蛋白过敏者

非母乳喂养的牛奶蛋白过敏婴儿,重度过敏者可选用氨基酸配方奶粉;中度过敏者可考虑首选深度水解蛋白配方奶粉,替代时间一般为3~6个月,然后根据评估情况加以调整。母乳喂养者的母亲需回避牛奶蛋白及奶制品,不建议以其他动物奶来源的奶粉或部分水解蛋白配方奶粉作为牛奶蛋白过敏者的代用品;不建议以大豆基质配方奶粉作为6个月以下牛奶蛋白过敏患儿的代用品。

对牛奶蛋白过敏的婴儿在4~6个月时应开始添加辅食,大米、小米、果蔬、肉类少有致敏,可以按常规添加。对牛奶蛋白过敏的婴儿不一定同时伴有鸡蛋过敏,可经过医院检测过敏原后遵医嘱添加。如果婴儿对鸡蛋不过敏,建议4~6个月开始在辅食中添加鸡蛋,先添加蛋黄,然后添加蛋白。不推荐延迟添加鸡蛋,延迟添加可能会增加过敏的风险。

2.对其他食物过敏者

对鸡蛋、大豆、花生、坚果及海产品等单一食物过敏者,过敏食物的营养成分可由其他食物替代提供。对于多种食物过敏者,可选用低过敏原的饮食配方,同时应密切观察进食后的反应,以减少意外发生。

🌱 七、如何管理食物过敏的儿童?

食物过敏的儿童,特别是存在家族过敏史的儿童,应回避或延迟对过敏原的接触,可预防或减少食物过敏发生。

1.回避致敏食物

①对明确为过敏原的所有食物进行完全回避,母乳喂养者应与母亲一同进行回避,期间需选用可保障婴幼儿正常生长发育的其他替代食物进行喂养。

②除了致敏食物本身外,还包括含有致敏食物成分的各种加工品及同类源食物。如牛奶蛋白过敏者需要同时避免食用奶制品、含奶饼干、含奶饮料、羊奶、骆驼奶等。如鸡蛋过敏者需要避免食用含鸡蛋成分及其他禽蛋类食物。

③避免食用配料或成分标注不明的食物。

④对于致敏食物,除避免食用外,还应避免包括皮肤、角膜和鼻腔黏膜等部位与其接触。

⑤对过敏原尚不十分明确者,可以采用短期经验性限制食物的方法。在2~4周内让婴幼儿回避常见食物过敏原,如在这段时间内过敏症状消失,可以定期有计划地逐步添加单一食物,然后根据婴幼儿的反应决定回避或添加某一特定食物。

2.替代营养

对于不过敏的食物,可鼓励儿童积极进食,丰富食物品种,避免盲目避食而导致的营养障碍。如牛奶蛋白过敏的婴幼儿可根据过敏轻重程度选择深度水解蛋白配方奶粉或氨基酸配方奶粉为替代品。

3.预防措施

对于严重食物过敏者,有条件者可随身携带肾上腺素笔,一旦发生严重的过敏反应,可第一时间在大腿外侧肌内进行注射,并同时请求紧急救援,告知医护人员。

➕ 专家提醒

饮食回避治疗过程中应由儿童保健医师、营养师在共同监测、评估儿童的生长发育及营养状况下调整替代饮食方案,根据儿童的情况逐步有计划地引入过敏食物。食物过敏儿童的健康管理是一个长期的过程,注重家长教育,做好医患配合,是做好这项工作的重要保证。

八、母乳喂养有预防儿童支气管哮喘的效果吗?

是的,母乳喂养可预防儿童支气管哮喘。

全国儿童健康调查显示,与未接受母乳喂养的儿童相比,纯母乳喂养至少6个月的儿童可降低终生性支气管哮喘患病的风险。母乳中含有婴儿生长所需的几乎全部营养成分(详见表9),例如碳水化合物、脂肪、蛋白质等,其成分和浓度比例在泌乳期是动态变化的,能够满足婴儿不同生长阶段的营养需求,其优越性是任何配方奶粉无法取代的。除了丰富全面的营养物质,母乳还富含免疫活性成分,如低聚糖、生长因子、免疫球蛋白等,这些生物活性分子有的能直接提供抗体,有的通过调节新生儿体内微生物群的构成,间接增强肠道屏障功能并刺激免疫系统的正常发育,塑造婴儿的代谢模式。因此,母乳喂养可在婴儿后期炎

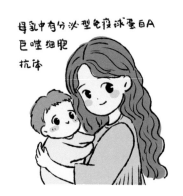

母乳中有分泌型免疫球蛋白A
巨噬细胞
抗体

症性、过敏性疾病的发生发展中起到一定保护作用，特别是母乳中含有分泌型免疫球蛋白A，能抑制微生物在呼吸道上皮附着，对部分病毒、细菌和抗原有一定的抗体，防止病原体入侵，减缓病毒的繁殖，从而防止过敏。此外，母乳中还含有大量的巨噬细胞和抗体能使呼吸道病毒失去活力，预防感染。

表9 母乳营养成分表

营养成分	作用
碳水化合物	碳水化合物以乳糖为主，是婴儿生长发育重要的能量来源且利于消化吸收。
脂肪	脂肪是母乳中的第二大营养素，在婴儿的营养供应和中枢神经系统发育中起着十分重要的作用。此外，脂肪有助于脂溶性维生素的吸收。
蛋白质	母乳中富含多种必需氨基酸，有利于婴儿生长发育。
矿物质	母乳中富含多种矿物质，如钙、铁、锌、磷等。这些矿物质对于婴儿的骨骼发育、红细胞生成和免疫功能至关重要。
维生素	母乳中含有多种维生素，包括维生素A、C、D、E等。这些维生素在婴儿的免疫系统、视觉发育和骨骼健康方面起着重要作用。
免疫因子	母乳中含有许多免疫因子，如抗体、白细胞和酶等。这些物质可以帮助婴儿建立自己的免疫系统，增强其对各种疾病的抵抗力。

专家提醒

母乳是婴儿最好的食物。世界卫生组织推荐0~6个月的婴儿进行纯母乳喂养，并持续母乳喂养至24个月。所以，婴儿出生后，妈妈们应尽量选择母乳喂养。

九、支气管哮喘儿童饮食需要注意什么？

1.该吃就吃

(1)儿童食用后没有任何不良反应的食物,不良反应包括湿疹(脸上起小红疙瘩)、腹泻(尤其是伴有血丝的稀便)、咳嗽或气喘(提示气道敏感)等。孩子以前吃过,而且经常吃都没有问题(不管是牛羊肉、海鲜,还是牛奶、鸡蛋等)的食物。

(2)支气管哮喘儿童相对于正常儿童的体能消耗更大,只要不过敏,可适当增加优质高蛋白食物的摄入,如牛奶(或水解蛋白奶)、鸡蛋、瘦肉类等。

(3)鼓励儿童多食用富含维生素的食物。维生素A可增强支气管上皮细胞的防御功能,可预防因呼吸道感染而发生的支气管哮喘,富含维生素A的食物有蛋黄、动物肝脏、胡萝卜、海带、菠菜、芝麻、核桃等;维生素C可促进机体抗体的形成及增强儿童的免疫力和抵抗力,富含维生素C的食物有各种新鲜水果,如柠檬、橘子、草莓、大枣、新鲜山楂等。

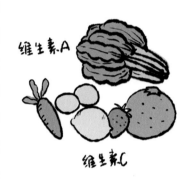

2.不该吃就不吃

(1)少吃过咸、过甜腻的食物,少食用葱、姜、蒜、辣椒、胡椒等调味品。儿童口味应当清淡,在支气管哮喘发作期间应忌食。

(2)简单吃:最好不要同时食用多种调味品(如:十三香等)或同时多种食物一起烹饪进食,如果出现过敏反应,则不易找出过敏原。

(3)小心吃:年龄小的儿童对食物过敏的概率较高,尤其是刚刚开始添加辅食的小宝宝,当给宝宝进食某种新的食物出现过敏反应时,应当暂忌食此类食物3个月再进行尝试,如果还有过敏反应,可以再忌食3个月。一般大龄儿童食物过敏的概率相较于小龄宝宝低(注意:不是没有),密切观察孩子进食各种食物后的反应,如果没有不良反应可以继续进食。

（4）不能吃：无论哪个年龄段的儿童，如果进食某种食物一次就出现严重的过敏反应，比如喉头水肿（表现为声音嘶哑、呼吸困难）、全身皮疹或需要急诊就医的其他情况，请严格避免再次进食此类或含有此类配料或成分标注不明的食物，以免引起严重后果。

专家提醒

支气管哮喘儿童饮食可遵循"六不过"原则：不宜过咸、过甜、过腻（高脂）、过激（辛辣、浓、刺激）、过敏、过饱。并且要注意：如果儿童支气管哮喘发作了，易过敏食物和刺激性食物都要适当减少，或者暂时不吃。比如海鲜等食物，儿童在感冒期间就可以暂时不吃。

十、儿童支气管哮喘与肥胖有什么关系？

俗话说"十个胖子九个喘"，为什么肥胖的儿童容易并发支气管哮喘呢？研究发现，目前儿童超重、肥胖与支气管哮喘发病率呈逐年上升的趋势，并且肥胖与支气管哮喘密切相关，肥胖在严重支气管哮喘患者中极为常见。

1. 肥胖易导致支气管哮喘

（1）母亲孕前肥胖，孩子在出生后3岁内患支气管哮喘的风险会增加。

（2）肥胖儿童胸壁脂肪大量堆积和肺血容量增加，会引起气道反应性增加，气道阻力增加，从而增加支气管哮喘的患病风险。儿童体重每增加25 kg，支气管哮喘的患病风险增加约4倍。

（3）肥胖的支气管哮喘儿童在睡眠时常伴打鼾和张口呼吸，可引起夜间支气管哮喘发作，并且对糖皮质激素治疗的反应降低，治疗难度及住院风险都将增加。

2.支气管哮喘也可能会引起肥胖

（1）严重支气管哮喘的儿童在发作时需静脉注射或口服激素类药控制病情发展，从而会增加患儿肥胖的风险。

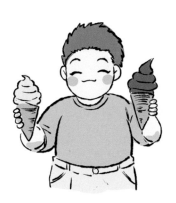

（2）部分肥胖的支气管哮喘儿童因本身存在限制性的通气功能障碍，运动时会感觉呼吸不畅，这使其不愿运动，导致体重增加。

因此，肥胖、超重或支气管哮喘儿童都需要通过适当的运动或体育锻炼及合理的饮食，控制体重，才能有效地预防或控制支气管哮喘。

专家提醒

肥胖是支气管哮喘发生、发展的一个重要危险因素，不仅会增加支气管哮喘的患病风险，还会增加支气管哮喘控制的困难程度。饮食乃是肥胖的关键，所以奶油蛋糕、冰激凌、巧克力、可乐等，虽然美味，但对儿童的身体着实是"甜蜜的负担"。患有支气管哮喘的超重儿童，需要通过适当的体育锻炼及合理的饮食结构，有计划地控制体重以达到减肥的目的，才能有效控制支气管哮喘。

第五部分

PART FIVE

儿童支气管哮喘
居家管理篇

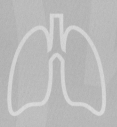

一、常用的儿童支气管哮喘评估工具有哪些？

哮喘是一种慢性疾病，如不能有效控制，长期反复发作易并发慢性阻塞性肺疾病（COPD）、肺源性心脏病，愈后较差，但通过积极而规范的治疗，临床控制率可达到95%，因此，对支气管哮喘儿童进行正确、有效的监测非常重要。我们可以采用一些检测工具对儿童支气管哮喘进行居家监测和管理，常用的有：哮喘控制测试（ACT）、儿童哮喘控制测试（C-ACT）、儿童呼吸和哮喘控制测试（TRACK）等。

哮喘控制测试是一种能够反映哮喘控制情况的简易测试工具，通过提供具体数值来区分哮喘控制的不同水平。因其具有对病情变化高度敏感，使用简便，测试快速，易于解释，无需肺功能检测等特点，所以在国内外备受推崇并被广泛应用于支气管哮喘儿童的长期监测中。

 专家提醒

各类儿童支气管哮喘评估工具的适用年龄、主观性指标的量化评分范围、具有临床意义的变量差值均有所不同，应根据适用年龄和条件，合理选用评估工具，定期评估，保证评估的准确性。

 二、如何使用哮喘控制测试？

下面将对几个常用的儿童支气管哮喘临床评估工具进行详细介绍。

1.ACT

ACT是评估支气管哮喘控制水平的问卷，ACT得分与专家评估的哮喘控制水平具有较好的相关性。ACT适用于缺乏肺功能设备的基层医院或家庭，但其仅反映哮喘症状。该表适用于≥12岁儿童至成人。评分方法:第一步,记录每个问题的得分;第二步,将每一题的分数相加得出总分。评分范围为5~25分,≤19分提示哮喘控制不佳,变量≥3分具有临床意义,回顾周期为4周。ACT问卷及其评分标准详见表10。

表10　ACT问卷及其评分标准

问题	分值				
	1分	2分	3分	4分	5分
在过去4周内,在工作、学习或生活中,有多少时候哮喘妨碍您进行日常活动?	所有时间	大多数时间	有些时候	极少时候	没有
在过去4周内,您有多少次呼吸困难?	每天不止1次	每天1次	每周3~6次	每周1~2次	完全没有
在过去4周内,因为哮喘症状(喘息、咳嗽、呼吸困难或疼痛),您有多少次在夜间醒来或早上比平时早醒?	每周4个晚上或更多	每周2~3个晚上	每周1次	1~2次	没有
在过去4周内,您有多少次使用急救药物(如沙丁胺醇)治疗?	每天3次以上	每天1~2次	每周2~3次	每周1次或更少	没有
您如何评估过去4周内您的哮喘控制情况?	没有控制	控制很差	有所控制	控制良好	完全控制
总分					

注:评分20~25分,代表哮喘控制良好;16~19分,代表哮喘控制不佳;5~15分,代表哮喘控制很差。

2.C-ACT

该表适用于年龄4~11岁的儿童,评分范围为5~27分,≤19分提示哮喘控制不佳,变量≥3分具有临床意义,回顾周期为4周,C-ACT问卷及其评分标准详见表11。

表11　C-ACT问卷及其评分标准

请回答这些问题：

1.今天你的哮喘怎么样？

0分=很差□	1分=差□	2分=好□	3分=很好□

2.当你在跑步、锻炼或运动时,哮喘是个多大的问题？

0分=这是个大问题,我不能做我想做的事□	1分=这是个问题,我不喜欢它□	2分=这是个小问题,但我能应付□	3分=没问题□

3.你会因哮喘而咳嗽吗？

0分=会,一直都会□	1分=会,大部分时候会□	2分=会,有时候会□	3分=从来不会□

4.你会因为哮喘而在夜里醒来吗？

0分=会,所有时间会□	1分=会,大部分时间会□	2分=会,有些时候会□	3分=从来不会□

请您自己回答下面的问题：(不要让您孩子的回答影响您的回答,答案没有对错之分)

5.在过去的4周里,您的孩子有多少天有日间哮喘症状？

5分=没有□	4分=1~3 d□	3分=4~10 d□
2分=11~18 d□	1分=19~24 d□	0分=每天□

6.在过去的4周里,您的孩子有多少天因为哮喘在白天出现喘息声？

5分=没有□	4分=1~3 d□	3分=4~10 d□
2分=11~18 d□	1分=19~24 d□	0分=每天

7.在过去的4周里,您的孩子有多少天因为哮喘在夜间醒来？

5分=没有□	4分=1~3 d□	3分=4~10 d□
2分=11~18 d□	1分=19~24 d□	0分=每天□

评分情况汇总：

总分	

(1)答题步骤。

第一步,让孩子回答前面4个问题(第1~4题)。如果孩子需要帮助,可帮助孩子阅读或理解这些问题,但让孩子自己选择答案。家长回答剩下的3个问题

（第5~7题），注意不要受孩子答案的影响，答案没有对错之分。第二步，在每道问题中所选答案右边的方框中打钩。第三步，将每个评分框中的分数加起来，得出总分写在评分情况汇总框中。第四步，将测试交给医生并一起讨论孩子的总分情况。

（2）得分意味着什么？

≤19分，表明孩子的哮喘并没有得到最妥善的控制，应该向医生咨询治疗方案是否需要改进。

≥20分，表明孩子的哮喘控制得较好，可定期让孩子进行儿童控制测试，并定期看医生。

3.TRACK

该表适用于年龄≤5岁的儿童，<80分提示哮喘控制不佳；≥80分提示哮喘得到控制。变量≥10分具有临床意义，回顾周期为4周（如果有口服糖皮质激素的情况则为12个月）。TRACK问卷及其评分标准详见表12。

表12　TRACK问卷及其评分标准

问题	分值				
	20分	15分	10分	5分	0分
在过去4周内，孩子受到呼吸问题（如喘息、咳嗽或呼吸短促）的困扰有多频繁？	根本没有□	1~2次□	每周1次□	任一周2~3次□	任一周4次或更多次□
在过去4周内，孩子因呼吸问题（喘息、咳嗽、呼吸短促）在晚上醒来有多频繁？	根本没有□	1~2次□	每周1次□	任一周2~3次□	任一周4次或更多次□
在过去4周内，孩子的呼吸问题（如喘息，咳嗽或呼吸短促）在多大程度上干扰其玩耍、上学或进行同龄儿童应该进行的平常活动的能力？	根本没有□	轻微□	中等□	大□	极大□

续表

问题	分值				
	20分	15分	10分	5分	0分
在过去3个月内,孩子需要使用快速缓解药物(特布他林,沙丁胺醇)来治疗呼吸问题(喘息,咳嗽,呼吸短促)的次数有多频繁?	根本没有□	1~2次□	每周1次□	任一周2~3次□	任一周4次或更多次□
在过去12个月内,孩子需要全身用糖皮质激素(口服泼尼松或泼尼松龙,注射甲泼尼龙或琥珀酸氢化可的松)或局部用糖皮质激素(高剂量)来治疗,其他药物无法控制的呼吸问题的频次?	从来没有□	1次□	2次□	3次□	4次或更多次□

🌱 三、为什么要测峰流速?

峰流速是指用力呼气时的高峰流速,也称最大呼气峰流速、最高呼气流量值、呼气流量峰值(PEF),主要反映呼吸肌的力量及气道有无阻塞,也是反映呼吸功能的重要指标,可用于检测哮喘儿童的每日控制情况或发作时的严重程度。

每个人的PEF值在正常情况下相对固定,每天波动不大,只有当气道痉挛时,PEF值才会明显下降。测定PEF相当于做一次简易的肺功能测试,能较好地反映气道的通畅性,是发现儿童病情变化的客观指标,也是支气管哮喘儿童自我监测的工具,可作为早期警报系统。PEF测定可以在家中进行,以便随时了解病情变化。通过与哮喘控制良好时的PEF值比较,可以尽早发现儿童病情变化的迹象,提前干预,预防和减少哮喘的严重发作。对医生来说,PEF值可以作为评估儿童病情、了解病情波动情况、选择临床诊治及用药的依据。坚持测定PEF并做好记录,可以使儿童在哮喘发作的早期阶段及时进行治疗,大大减少哮喘严重发作的概率,还可以发现哮喘的发作规律,为儿童用药提供较可靠的客观依据。建议6岁以上的支气管哮喘儿童均进行PEF检测。

根据峰流速仪的结果,采用类似交通信号灯系统的分区管理系统将病情按轻重程度划分成3个区(绿、黄、红区),然后根据分区不同采取相应措施,详见表13。

表13　PEF结果及处置

分区	哮喘症状	处置
绿区	无或有喘鸣	可正常工作学习和生活,有症状时吸入β_2受体激动剂
黄区	有	应根据情况调整用药和观察病情变化
红区	休息时亦有且活动受限	立即吸入β_2受体激动剂,如PEF无改善应尽早去医院就诊

峰流速仪的使用时间如下。①PEF的测定为每天两次,即早晨起床后及晚上睡觉前。每次测定三次,记录其中最高的一次数值。②对于用吸入β_2受体激动剂的儿童,最好在用药前和用药后10~15 min分别测量,记录两个值。用药后测得数据的意义在于它可以证实吸入药物是否有效,还可用于计算PEF的变异率。③若每天只能测一次PEF,最好固定在早晨吸药前或吸药后,这样可使测到的结果具有可比性,一旦出现变化可被发现。

专家提醒

目前国内外指南都推荐使用峰流速仪测量PEF,且建议5岁以上的支气管哮喘儿童在有条件的情况下应每天坚持测PEF,并记录在支气管哮喘日记中,这样可以帮助医生更好地评估患儿的病情,判断支气管哮喘是否得到有效的控制、哮喘发作的严重程度如何。同时PEF的测定值为医生用药提供了依据,医生可根据患儿的PEF值调整用药。PEF值作为一个早期预警指标,能在支气管哮喘急性发作早期指导用药干预,对支气管哮喘的预防和管理具有重大意义。

四、如何使用峰流速仪？

峰流速仪是测量峰流速的简易仪器,可方便儿童居家使用或随身携带,随时监测病情变化,提高儿童哮喘的自我管理水平。目前市面上的峰流速仪主要有机械式和电子式两种类型,临床上使用更多的是机械式。

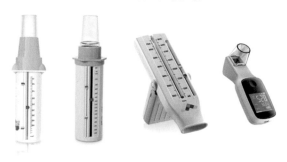

常见的峰流速仪示例(图片来自网络)

1.具体操作方法

(1)安装:将透明口含器中较粗的一端与峰流速仪圆形接口处连接。(温馨提醒:不同品牌的峰速仪结构和外观会有一些不同,但大致原理相同。)

(2)检查:检查峰流速仪的游标活动是否正常,若游标上下移动不灵活,或游标随PEF仪的摆动而"随意"移动,则应当弃用。

(3)校对:将峰流速仪上的红色指针拨到标尺"0"的刻度上(或最低的位置)。

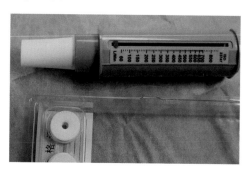

峰流速仪使用方法

（4）体位：取站立或坐位，水平持峰流速仪，注意手指不要遮挡游标指针、刻度标尺、坑槽及尾部的任何出气孔。

（5）呼气：深吸一口气，暂不呼气，将峰流速仪口含器水平放入口中，口唇紧包口含器，四周不要漏气，用最大的力气和最快的速度将气呼出（不要让气体从嘴唇四周漏出，不要用舌头堵住部分气孔）。

（6）读数：峰流速仪上游标指针停留指向的刻度，即最高呼气流量值。记录后将指针拨到"0"的位置。

（7）重复测量：连续重复3次以上动作，取最大值作为呼气流量峰值。

（8）记录：将3次测量结果记录在呼气流量峰值记录表上。

2.PEF个人最佳值怎么测？

在支气管哮喘控制2周以上，无任何支气管哮喘症状，儿童自我感觉良好的情况下，连续2周坚持每日早晚测定1次峰流速，其最高值即为个人最佳值。将儿童每天测定的PEF值和个人最佳值相比，如果峰流速实测值下降的幅度超过个人最佳值的20%，或PEF值日间变异率>13%，要警惕哮喘发作。正在进行脱敏治疗的儿童应及时使用或调整平喘药物，待峰流速恢复到个人最佳值后再继续进行脱敏治疗。

3.PEF预计值如何计算？

男孩：PEF预计值 = 5.20×身高（cm）−427.1。

女孩：PEF预计值 = 4.94×身高（cm）−399.8。

4.结果解读

一般用PEF实测值占个人最佳值的百分率来判断结果。如果没有个人最佳值，可以用预计值代替个人最佳值。如果比值≥80%，说明病情稳定，治疗方案不变；如果介于60%~79%之间，提示轻中度气流受限，需要加强治疗；如果<60%，提

示重度气流受限,哮喘可能会有严重发作,需马上吸入支气管舒张剂和ICS,用药后复测PEF,如果未升高,需马上到医院就诊(参见表14)。为方便观察,可在PEF仪上将一个绿黄色指针设定在PEF的最佳值80%的位置,将红黄色指针设定在PEF最佳值60%的位置。测定时,如游标指针高于绿色范围,表明一切正常;若低于红色范围,表明情况恶化,应及时就医;停留在绿黄、红黄指针之间的黄色区域,表明为警戒状态,要加强治疗。另外,还可以计算PEF变异率。当PEF日间变异率>13%时,有助于哮喘的诊断。

变异率计算公式:

$$PEF日变异率 = \frac{PEF最高值 - PEF最低值}{(PEF最高值 + PEF最低值)/2} \times 100\%$$

表14　PEF实测值占正常预计值的百分率判断呼气气流受限情况

PEF实测值占正常预计值的百分率	结果
≥80%	正常
60%~79%	轻—重度的呼气气流受限
<60%	重度气道阻塞

根据大样本统计,不同年龄、性别及身高人群的PEF平均值不同,具体参考详见表15和表16。

表15　不同年龄及性别儿童的PEF值

年龄	男		女	
	平均值/(L/min)	标准差/(L/min)	平均值/(L/min)	标准差/(L/min)
5岁组	220.7	30.9	210.5	43.6
6岁组	242.4	40.2	241.6	35.4
7岁组	275.8	55.9	253.6	40.5

续表

年龄	男		女	
	平均值/(L/min)	标准差/(L/min)	平均值/(L/min)	标准差/(L/min)
8岁组	302.9	48.7	289.7	31.6
9岁组	322.1	36.5	305.9	42.9
10岁组	321.5	53.4	299.4	44.4
11岁组	347.3	42.4	310.7	44.7
12岁组	354.8	40.5	347.8	35.8
13岁组	414.5	85.1	362.7	46.8
14岁组	432.2	50.9	372.7	44.2
均值	320.2	80.7	297.9	65.1

表16 不同身高及性别儿童的PEF值

身高/cm	男		女	
	平均值/(L/min)	标准差/(L/min)	平均值/(L/min)	标准差/(L/min)
100~110	167.0	43.8	146.3	39.8
110~120	187.1	44.2	183.2	38.4
120~130	238.0	50.3	218.2	44
130~140	300.2	50.8	274.5	48.6
140~150	353.4	53.9	339.6	60.8
150~160	427.6	84.7	373.6	59.8
160~170	509.8	80.6	403.7	53.3
170~180	546.0	74.6	453.3	81.5
>180	577.0	86.8		

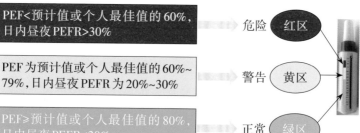

绿区：个人最佳流速值的80%~100%，表明哮喘基本控制，可以按常规使用预防用药。

黄区：个人最佳流速值的60%~79%，表明可能有哮喘发作，并需要增加支气管扩张剂；或者病情没有被控制，需要医生调整治疗方案。

红区：低于个人最佳流速值的60%，表明医疗警告，必须马上吸入短效支气管扩张剂（如万托林），立即就医。

专家提醒

以上表格仅为参考值，达到平均值的80%可认为是大致正常。但由于峰流速的个体差异较大，每位儿童应该测定个人最佳值。PEF变异率监测需要使用同一个峰流速仪，配置个人专用的峰流速仪，避免交叉感染；对口含器等部件予以冲洗、浸泡、消毒。

五、如何使用哮喘日记？

研究显示，在我国600多万哮喘儿童中，近半数的哮喘儿童的病情未能得到有效控制。美国每年超过一半的哮喘儿童有一次或多次哮喘发作，急诊就诊的比例高达17.0%，我国每年哮喘儿童急症加重的比例为15.5%。哮喘给孩子和家庭带来诸多影响。哮喘会影响孩子睡眠，使其经常感到疲劳。支气管哮喘儿童常常缺课、学习成绩跟不上,不敢参加正常的体育锻炼,容易产生失望、悲观的情绪,缺乏自信,容易产生孤独感,严重时可能抑郁。同时,长期的经济负担容易给儿童父母造成较大的心理压力。病情自我监测和管理是控制哮喘的关键环节,其中哮喘日记是儿童哮喘家庭管理的重要工具,可有效地预防和减少哮喘发作,对哮喘儿童自我管理十分重要。哮喘日记的信息有助于医生对支气管哮喘严重程度、控制水平及治疗的反应进行正确的评估,总结和分析哮喘发作与治疗的规律,并据此选择和调整药物,国内外指南都推荐使用哮喘日记进行家庭自我管理。

哮喘日记记录的内容主要包括哮喘发作的症状、峰流速值、可疑诱因和使用的药物等,记录日记的目的是给医生提供判断哮喘严重程度、制订治疗方案的客观指标。这些内容对哮喘儿童早期发现气道梗阻、病情发展的动态监测、病情严重程度的判断、疾病发作规律的判断、药物的治疗反应、及时地调整治疗方案以及确定是否需要就医等方面均有重要的指导意义。哮喘日记样表如表17所示。

表17　哮喘日记														
记录内容	星期一		星期二		星期三		星期四		星期五		星期六		星期日	
	日	夜	日	夜	日	夜	日	夜	日	夜	日	夜	日	夜
咳嗽情况														
喘息情况														
憋气感														
鼻部症状														
可疑过敏原或诱因														
是否有就医														
峰流速值														
变异率														
药名及用药剂量和次数														

六、支气管哮喘儿童为什么要定期复诊？复诊的注意事项有哪些？

支气管哮喘作为一种慢性气道炎症性疾病，诸多因素均可引起哮喘反复发作。因此，想要哮喘得到良好控制并非易事，需要坚持长期、规范、个体化的治疗。针对每位哮喘儿童，医生应根据其严重程度，制订详细的治疗方案，这贯穿于整个控制治疗过程。但在整个治疗过程中，呼吸道感染、过敏原暴露、烟雾环境、空气污染、气候变化、过度运动、过度通气、情绪变化等因素均可引起儿童哮喘的急性发作。哮喘儿童及家长的治疗依从性，儿童对吸入技术的掌握程度，共存或伴随疾病均可能直接或间接影响治疗效果。整个治疗方案的实施，需要根据哮喘儿童的临床症状、肺功能、气道炎性指标等进行评估，观察疗效并进行调整。所以，支气管哮喘儿童在整个治疗期间需要定期到医院复诊。

复诊注意事项如下。

（1）复诊时间。

根据每位儿童的具体情况而定，建议治疗初期每2~4周复诊1次；待病情控制良好时，可每2~3个月复诊1次；完成整个治疗进入停药随访观察期时，可每3~6个月复诊1次。

（2）复诊内容。

①评估支气管哮喘儿童症状控制水平。通过临床症状、缓解药物使用、是否影响活动等指标，评估症状控制属于良好控制、部分控制，还是未控制。②是否可以进行降级治疗。如良好控制并维持至少3个月，可考虑降级治疗：减低剂量→减少频率→每晚1次→直至确定最低ICS或LTRA剂量→停药随访观察。③是否需要进行升级或强化治疗。如症状部分控制或未控制，可考虑升级或强化治疗，直至达到良好控制。但升级或强化治疗之前，必须检查用药的依从性、吸药技术，是否有诱发因素的暴露，是否存在AR、鼻窦炎、胃食管反流等哮喘控制不佳等共存或伴随疾病。④是否存在药物的不良反应。在整个控制治疗过程中是否有全身（如血压、身高、库欣综合征等）和局部（如咽部不适、声音嘶哑、鹅口疮等）不良反

应,并进行有效的预防指导。⑤哮喘管理与防治教育。需与哮喘儿童及家长建立良好的伙伴关系,对其进行哮喘本质认识、规避诱发因素、哮喘急性发作应急处理等方面的自我管理教育。

七、情绪变化会引起支气管哮喘发作吗? 如何预防?

儿童支气管哮喘除与遗传、环境、气候等影响因素有关外,还与儿童的情绪及精神状态息息相关,如激动(大哭、大笑)、忧虑、抑郁、悲伤、过度兴奋等情绪波动都可能引起支气管哮喘发作。这类情况多在支气管哮喘长期反复发作的基础上发生,可能因大脑皮层兴奋,引起迷走神经兴奋,增加儿童支气管平滑肌的张力而导致支气管哮喘发作。因此,不良的心理状态和精神因素,会影响支气管哮喘的控制,常见的有以下几个方面。

(1)对于久病的儿童,若家长对孩子的发病产生厌烦、焦虑情绪,容易造成孩子形成忧郁、孤僻的性格,不利于孩子对治疗的配合及其成长。

(2)儿童在日常生活中需要承担的各种学习压力及心理负担等过于繁重,引起孩子过度焦虑。

(3)儿童在与人相处时,若发生争执,剧烈的争吵,引起的激动情绪、愤怒情绪以及精神打击,常能引起支气管哮喘发作。

(4)儿童对疾病认识不清,易产生恐惧、紧张、烦躁不安、萎靡不振、自卑的心理,失去了战胜疾病的信心。

预防措施:帮助支气管哮喘儿童保持良好心态,注意调整情绪。此外,适当的运动锻炼有助于释放儿童因疾病产生的压力或负面情绪。

 专家提醒

焦虑情绪会影响支气管哮喘儿童的生活质量,既可能通过降低治疗依从性影响哮喘症状控制效果,又可能因情绪变化诱发相关神经递质以及应激激素水平变化,促进生物活性物质释放,进而加重支气管哮喘症状。焦虑情绪可能影响儿童的社交、学习甚至与父母之间的关系,从而降低其情感功能。支气管哮喘儿童在进行强度较大的活动时会导致喘息、胸闷、气短等症状加重,而焦虑情绪会增加儿童对这种情况的担忧,影响其活动功能。

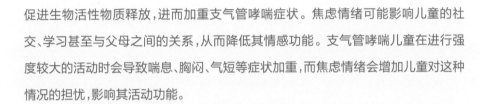

八、支气管哮喘对儿童及家长会产生哪些心理行为影响？如何干预？

支气管哮喘作为儿童常见的慢性病,由于其反复发作、慢性病程、药物治疗、环境等因素对儿童及家长均会产生身心方面的影响,从而影响支气管哮喘儿童的治疗与康复。有研究表明部分支气管哮喘儿童及家长存在不同程度的心理及行为问题,儿童可表现为焦虑、抑郁、社交退缩、自卑、注意力缺陷、违纪、过分依赖等;家长可表现为抑郁、焦虑、过度担忧、过度保护等,同时也会由于对支气管哮喘缺乏正确的认识,缺乏治疗信心,产生消极的心理反应。

干预措施:(1)对家长及儿童加强支气管哮喘疾病知识的宣教,使其能够正确认识哮喘,提高治疗依从性;(2)保持积极乐观的心态,树立战胜疾病的信心;(3)家长需注意调整情绪,营造良好的家庭氛围,帮助孩子培养健康的心理;(4)可采用心理行为干预,如情绪疏导、放松训练、实践脱敏等。

九、支气管哮喘儿童感冒了应该注意什么？

感冒是支气管哮喘常见的诱发因素之一,患有支气管哮喘的儿童如果感冒了,则需警惕。支气管哮喘儿童可以使用峰流速仪进行病情监测,若出现呼吸困难、胸闷、气促、喘息加重等支气管哮喘急性发作的表现,应优先使用速效支气管舒张剂缓解症状并及时就医。

一般感冒多为病毒引起,有一定自限性,要避免随意使用药物,因有些药物会引起支气管哮喘的发作,如退热药、降压药、β受体阻滞剂、抗胆碱能药、抗菌药物等,这些药物需在医生指导下使用。

冬季流感高发且传染性强,儿童感染后易出现肺炎等呼吸系统并发症,需密切观察儿童的呼吸频率、喘息、咳嗽等情况,必要时随时就医。

确保儿童获得充足的休息和睡眠,保持充足的水分摄入,提供适当的营养,都有助于增强免疫力,促进康复;适当控制室内温度和湿度也有利于改善呼吸道症状,同时注意避免接触过敏原。

 专家提醒

儿童免疫力相对较弱,运动是增强抵抗力最简单有效的方法,平时进行适当的运动不仅有助于增强体质,还能促进孩子身体的发育。除了多运动外,日常生活中也要注意天气的变化,及时增减衣物,防寒保暖,多休息。

十、支气管哮喘儿童可以接种疫苗吗?

支气管哮喘不是预防接种的禁忌,处于病情稳定期或缓解期的支气管哮喘儿童是可以按免疫计划进行疫苗接种的。对鸡蛋过敏的支气管哮喘儿童不影响疫苗接种,但如果对鸡蛋高度过敏,需要在有抢救设备的场所和医务人员的监护下进行接种。其中ICS、LTRA、抗组胺药物(如氯雷他定、西替利嗪等)不影响疫苗接种。

1. 支气管哮喘儿童如有以下情况应暂缓接种疫苗

(1)处于发热、支气管哮喘急性发作期,尤其是全身应用糖皮质激素者。

(2)使用了以下药物的情况:应用全身糖皮质激素1个月后可正常接种;静脉注射免疫球蛋白(IVIG)或血液制品,需暂缓接种麻疹疫苗至少8个月;其他疫苗接种不受限制,待病情恢复稳定可进行接种。

2.支气管哮喘儿童如有以下情况应禁忌接种疫苗

（1）疫苗过敏史：既往有严重疫苗接种过敏史（如血管神经性水肿、呼吸困难、血压下降、晕厥等）或对疫苗中某一成分明确过敏（辅料、甲醛、裂解剂及抗生素等，但不包含蛋类过敏），应停止接种。

（2）疾病：原发性免疫缺陷病和HIV感染儿童，禁止减毒活疫苗的接种。除狂犬病疫苗外，其他各类疫苗说明书都有相应的接种禁忌证，需按说明书严格执行。

 专家提醒

疫苗接种前，家长应详细告知预防接种工作人员支气管哮喘儿童的健康情况，如哮喘控制情况、近期用药史（包括一般常规吸入糖皮质激素药物及白三烯药物，如氯雷他定、西替利嗪等）、食物及药物过敏史、既往接种疫苗后有无不良反应等。如果支气管哮喘儿童有合并神经系统、血液系统、遗传代谢等其他系统疾病，需进一步到相应专科门诊进行咨询。

十一、支气管哮喘儿童怎么穿衣服？

1.支气管哮喘儿童的穿衣原则

（1）"两暖"：背暖和腹暖，棉质的马甲就是很好的选择。

（2）"一凉"：儿童的头容易出汗，戴上过厚的帽子，一旦出汗摘帽，就容易受凉，所以儿童头部可以选择单层棉质帽保暖。

（3）"一舒展"：不建议给儿童穿过紧的衣服，这样不利于其呼吸和运动。

（4）穿衣选择：一般内层可以选择柔软、透气、吸汗的纯棉衣物，中层选择适量的保暖衣物，外层衣物以防水防风为主。根据天气变化及场合，逐层添衣或脱衣。

2.支气管哮喘儿童衣物管理措施

（1）支气管哮喘儿童的衣物要勤洗勤晒，保持干燥，避免病原微生物的生长。

（2）支气管哮喘儿童的衣物材料以纯棉织品为宜，要求柔软、透气，避免选择化学纤维、含有动物皮毛等过敏原的衣物，也不宜选择有毛料感的中长纤维衣物。

（3）在清洗支气管哮喘儿童的衣物时应使用味道柔和无刺激性气味的清洗剂，可以使用高温或其他物理方法进行除螨处理，换季未穿的衣物建议使用防尘罩收纳。

✚ 专家提醒

支气管哮喘儿童在寒冷季节穿衣时需格外注意保暖，特别是颈部、背部和足部的保暖。支气管哮喘儿童呼吸道抵抗力弱，一旦感冒容易加重病情，所以冷暖交替的季节容易引起哮喘高发。

十二、药物会引起支气管哮喘发作吗？

药物在预防、治疗疾病的同时，也是引发支气管哮喘的一种常见变应原。常见的药物如下。

1.促进体内介质释放的药物

①解热镇痛药。

服用阿司匹林引起的支气管哮喘称阿司匹林性哮喘。其发生机制可能是阿司匹林类药物抑制环氧酶，使得脂氧酶活性相对增高，前列腺素合成受阻，致支气管痉挛的白三烯合成增加，二者失去平衡，而诱发支气管哮喘。阿司匹林性哮喘在服药 20 min 后即可出现症状，表现为大汗淋漓、端坐呼吸、口唇青紫、呼吸困难、烦躁不安、双肺满布哮鸣音，同时可伴有其他过敏现象，如荨麻疹、流清水样鼻涕等，严重者可致死亡。

由阿司匹林以外的解热镇痛药和非甾体抗炎药,如吲哚美辛、双氯芬酸钠和萘普生等所引起的哮喘发作,称为类阿司匹林哮喘,其机制可能与抑制前列腺素合成有关。

②含碘造影剂。

含碘的造影剂可直接刺激肥大细胞脱落颗粒,促进肥大细胞和嗜酸性粒细胞释放组胺、缓激肽、白介素、白三烯等生物活性介质,引发支气管平滑肌剧烈收缩,导致支气管哮喘急性发作。预先给予抗组胺药氯苯那敏可降低含碘造影剂引起支气管哮喘的发生率。

2.激发反射性支气管收缩的药物

由于支气管哮喘儿童的气道有高反应性,所有的治疗气雾剂都有可能反射性地激发迷走神经介导的支气管收缩。

①干粉状制剂。

吸入沙美特罗替卡松粉吸入剂、布地奈德福莫特罗粉吸入剂等干粉状制剂不需要助推剂,其吸入的干粉粒子可能会刺激性引发支气管痉挛甚至出现支气管哮喘加重。

②气雾剂。

吸入二丙酸倍氯米松、氟替卡松、布地奈德以及沙丁胺醇等气雾剂可引起轻微的喘息,这可能是机体对推进剂相关性的刺激有反应。

③复方异丙托溴铵加压气雾。

加压气雾吸入引起的支气管收缩可能是由雾化吸入低张溶液引起的。

④乙酰半胱氨酸雾化。

常有支气管收缩反应,这种反应与吸入药液浓度有关。

3.影响自主神经受体的药物

包括氨甲酰胆碱(卡巴胆碱)等拟胆碱药、β受体阻滞剂、β受体兴奋剂等。

4.具有抗原性的药物

通常指一些生物制剂或者包含特异性的致敏原制剂,包括青霉素、链霉素、头孢霉素、右旋糖酐铁、疫苗及特异致敏原制剂等。

专家提醒

临床上由于应用某些药物引起的支气管哮喘发作,称为药源性支气管哮喘。临床表现的共同特征是,一般在用药5~45 min后表现为咽部瘙痒、咳嗽、胸闷、气促、口唇发绀和喘息、呼吸加快、心率加快、两肺可闻及哮鸣音,体温多正常。

第六部分
PART SIX

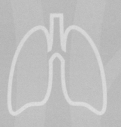

儿童支气管哮喘
呼吸康复篇

一、什么是呼吸康复？

呼吸康复又称为肺康复，是指以循证医学为基础，基于对病人的全面评估，为病人提供个体化的综合干预措施。包括但不限于运动训练、教育和行为改变，旨在改善慢性呼吸系统疾病病人的生理和心理状态，促进其健康行为的长期坚持。

二、呼吸康复的目的是什么？

（1）减轻呼吸困难症状。

（2）提高心肺功能，改善运动耐力。

（3）改善儿童生理、心理状况。

（4）改善生活质量。

（5）增加儿童参与社会活动的能力。

（6）降低再入院率。

三、哪些支气管哮喘儿童需要进行呼吸康复？

（1）处于哮喘缓解期的支气管哮喘儿童。

（2）经过支气管哮喘规范化治疗1年以上，未达到良好控制的支气管哮喘儿童。

（3）满足上述条件且无智力障碍、认知障碍、不稳定心脏疾病等的支气管哮喘儿童。

四、呼吸康复的评估方法有哪些？

1.肺功能测定

（1）用力肺活量（forced vital capacity，FVC）指尽力最大吸气后，尽力尽快呼气所能呼出的最大气量，代表将气体用最快速呼出的能力，是测定呼吸道有无阻力的重要指标。

（2）第一秒用力呼气容积（forced expiratory volume in first second，FEV_1）是指呼气第一秒的呼出气量，为一秒钟用力呼气容积，能够反映气道阻塞的严重程度。

（3）1秒率（FEV_1/FVC）是指第一秒用力呼气容积占整个用力肺活量的百分比，正常人大于80%，低于80%表明气道有阻塞性通气障碍的存在，如支气管哮喘。

（4）呼气峰值流速（PEF）用来测定用力迅速呼气所能达到的最大流量或流速，又可称为最大呼气流量，是客观判断支气管哮喘病情最常用的手段之一，对支气管哮喘治疗依从性和吸入技术评估的监测十分重要。该值可用峰流速仪测定。峰流速仪价格便宜，便于携带，适合患者在家每日客观监测气流受限情况。

2.呼吸肌肌力测定

（1）最大口腔吸气压（maximal inspiratory pressure，MIP）是指在一定条件下，用最大力吸气能产生的最大吸气压，主要临床意义是对吸气肌的功能作出评价，为疾病的诊断和严重程度的判断提供参考。

（2）最大口腔呼气压（maximal expiratory pressure，MEP）是指在一定条件下，用最大力呼气所能产生的最大口腔呼气压力。

以上两个指标是反映呼吸肌力量的指标，不能完全代表膈肌的功能。

3.有氧运动能力测试

6 min步行试验（6MWT）可以有效评估儿童的运动能力，是一种无创、安全、简单易行、耐受性好、可靠有效、能反映日常生活活动能力的临床试验。在室内封闭走廊（气候适宜可在户外）进行测定，场地一般选择平坦、封闭、硬直的走廊，长度至少15 m，最长不超过30 m。儿童穿着舒适的鞋和衣服，以尽可能快的速度行走，从起点走向终点并往返。统计6 min内儿童步行圈数并计算步行距离。在测试过程中，监测并记录脉搏、血压、心率、血氧饱和度（SPO_2）等，若出现异常或不适立即停止测试。

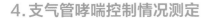

4.支气管哮喘控制情况测定

（1）哮喘控制测试（ACT）适用于≥12岁儿童和成人，其对病情的评估和医师对病情的评估有很好的一致性，能反映不同的哮喘控制水平（参见表10）。题目内容大致包括活动受限、呼吸困难、夜间症状、急救药物使用以及患者在过去4周的哮喘控制情况，患者根据自身情况对每个题目进行赋分，ACT分数是所有问题得分的总和。

（2）儿童哮喘控制测试（C-ACT）是为4~11岁患有支气管哮喘的儿童而开发的，可用于临床和家庭对支气管哮喘控制的评估（参见表11）。是根据支气管哮喘儿童近4周的喘息、咳嗽、运动、日间症状、夜间症状、气道炎症控制情况等临床表现来评估支气管哮喘控制状况的量表，由家长和儿童共同回答。

（3）儿童呼吸和哮喘控制测试（TRACK）是由家长填写的哮喘控制问卷（参见表12），专为5岁及以下儿童设计，具有良好的信效度，能够科学地评估支气管哮喘儿童的支气管哮喘控制情况。问题内容包括近1个月内儿童由于呼吸问题受到的困扰情况和对近3个月应用β_2受体激动剂以及近1年应用激素等的情况。

5.生活质量调查

儿童哮喘生命质量问卷（pediatric asthma quality of life questionnaire，PAQLQ）：该量表中文版严格按照国际不同文化间生命质量问卷翻译程序进行了为期3个月的汉化及文化上的校验工作，具有良好的信效度。PAQLQ中文版是针对7~17岁支气管哮喘儿童专门设计的，该问卷共有23道题，分为3个维度：症状（10题）、活动受限（5题）和情感（8题），得分越高，说明生命质量越好。问卷测试需严格按照要求，在安静环境且家长不在场时，由儿童独立完成。儿童哮喘生命质量问卷（PAQLQ）见表18。

表18　儿童哮喘生命质量问卷（PAQLQ）

小朋友，你好！请你回答以下问题。

以下选择题，请选择那个最能反映过去一周里你被哮喘困扰的程度。（A代表活动受限，S代表症状）

问题	极度烦恼	十分烦恼	相当烦恼	有些烦恼	有点烦恼	几乎没有烦恼	没有烦恼
A1.在过去的一周里，你在进行体力活动（如跑步、游泳、运动、上坡/楼、骑自行车）时，哮喘困扰你的程度如何？							
A2.在过去的一周里，与动物在一起（如与宠物玩耍或照顾动物）时，哮喘困扰你的程度如何？							
A3.在过去的一周里，当与朋友及家人在一起（如课间休息时玩耍或与你的朋友和家人在一起做事）时，哮喘困扰你的程度如何？							
A4.回想一下过去一周你所做的所有活动，哮喘困扰你这些活动的程度如何？							
S1.在过去的一周里，哮喘困扰你的程度有多大？							
S2.在过去的一周里，哮喘的发作困扰你的程度有多大？							
S3.在过去的一周里，哮喘哮鸣音烦扰你的程度有多大？							
S4.在过去的一周里，呼吸急促烦扰你的程度有多大？							
S5.在过去的一周里，胸部发憋烦扰你的程度有多大？							

以下选择题,请选择那个最能反映过去一周里你目前状况的描述。(A 代表活动受限,S 代表症状,E 代表情感功能)

问题	所有时间	绝大多数时间	相当多的时间	有些时间	偶然有一会儿	几乎没有	从来没有
A1.在过去的一周里,你有多少时候因哮喘而觉得不能跟上其他人?							
S1.在过去的一周里,哮喘有多少时候让你觉得累?							
S2.在过去的一周里,你有多少时候因哮喘而夜间睡不安稳?							
S3.在过去的一周里,你有多少时候因哮喘而在夜间醒来?							
S4.在过去的一周里,你有多少时候难以完成用力呼气动作?							
S5.在过去的一周里,你有多少时候觉得喘不过气来?							
E1.在过去的一周里,有多少时候因哮喘你无法做你想做的事而觉得苦恼?							
E2.在过去的一周里,哮喘有多少时候让你觉得发愁、担忧或苦恼?							
E3.在过去的一周里,有多少时候哮喘让你觉得生气?							
E4.在过去的一周里,哮喘有多少时候使你易急躁(闹别扭、发脾气)?							
E5.在过去的一周里,你有多少时候因哮喘而觉得与别人不同或不被人理睬?							

续表

问题	所有时间	绝大多数时间	相当多的时间	有些时间	偶然有一会儿	几乎没有	从来没有
E6.在过去一周里,你有多少时候因跟不上其他人而觉得烦恼?							
E7.在过去的一周里,你有多少时候因哮喘觉得不舒服?							
E8.在过去的一周里,你有多少时候因哮喘发作而觉得害怕?							

6.心理社会状况(焦虑抑郁评估)

①儿童焦虑性情绪障碍筛查表(the screen for child anxiety related emotional disorders,SCARED)是由 Birmaher 在1997年编制的一种儿童焦虑症状的筛查表,用于评估儿童焦虑性障碍,可作为辅助临床诊断、科研及流行病学调查的筛查工具。该量表适用于9~18岁儿童青少年,分为躯体化/惊恐、广泛性焦虑、分离性焦虑、社交恐怖、学校恐怖5个因子,总分≥23分作为焦虑情绪筛查阳性的标准(详见表19)。2002年由王凯等修订形成中国城市常模并进行信效度检验,信效度良好。

表19 儿童焦虑性情绪障碍筛查表(SCARED)

指导语:请你根据最近3个月的实际感受填写,不要考虑怎样回答才"正确",仅根据你的感知如实回答,在符合你的那一格打"√"。注意不要漏项。

评定方法:0~2 三级评分,0=没有此问题,1=有时有,2=经常有。

问题	没有此问题	有时有	经常有
1.当我感到害怕时,出现呼吸困难。			
2.我在学校时感到头痛。			
3.我不喜欢与不大熟悉的人在一起。			
4.我如果不在家里睡觉,就觉得内心不安。			

续表

问题	没有此问题	有时有	经常有
5. 我经常担心别人是不是喜欢我。			
6. 当我害怕时,感到马上要死去似的。			
7. 我总是感到紧张不安。			
8. 父母无论去哪里我总是离不开他们。			
9. 别人说我好像很紧张的样子。			
10. 当我与不熟悉的人在一起时就感到紧张。			
11. 在学校时就出现肚子痛。			
12. 当我害怕时,自己感觉快要发疯,失去控制了。			
13. 我总担心自己一个人睡觉。			
14. 我担心自己不像其他孩子一样好。			
15. 当我害怕时,感到恍恍惚惚,好像周围的一切不真实似的。			
16. 我梦见父母发生了不幸的事情。			
17. 我担心又要去上学。			
18. 我害怕时,心跳会加快。			
19. 我手脚发抖打颤。			
20. 我梦见发生了对我不利的事情。			
21. 我对于一些精心为我而安排的事感到不安和不自在。			
22. 当我害怕时,我会出汗。			
23. 我是一个忧虑的人。			
24. 我无缘无故地感到害怕。			
25. 我害怕一个人待在家里。			
26. 我觉得和不熟悉的人说话很困难。			
27. 我害怕时感到不能呼吸。			
28. 别人说我担心得太多了。			

续表

问题	没有此问题	有时有	经常有
29. 我不愿离开自己的家。			
30. 我担心以前那种紧张(或惊恐)的感觉再次出现。			
31. 我总担心父母会出事。			
32. 当我与不熟悉的人在一起时,觉得害羞。			
33. 我担心将来会发生什么事情。			
34. 我害怕时感到恶心、想吐。			
35. 我担心自己不能把事情做好。			
36. 我害怕去上学。			
37. 我担心已发生了什么事。			
38. 我害怕时,感到头昏。			
39. 当我与其他伙伴或大人在一起做事情时(如在朗读、说话、游戏、做体育活动时),如果他们看着我,我就感到紧张。			
40. 当我去参加活动,跳舞或者有不熟悉的人在场时,我就感到紧张。			
41. 我是一个害羞的人。			

②儿童抑郁障碍自评量表(depression self-rating scale for children, DSRSC)是由 Birleson 在 1981 年编制的一种用于评估当前抑郁症状和抑郁病史的儿童自评量表,适用于 8~13 岁儿童青少年,共有 18 个条目。总分≥15 分作为抑郁障碍筛查阳性的标准(详见表 20)。2003 年由王凯等修订形成中国城市常模并进行信效度检验,信效度较好。考虑到我国 14~16 岁年龄段评估抑郁症状的量表比较缺乏,因此将中文版量表的适用年龄扩大到 16 岁,即中文版儿童抑郁障碍自评量表可用于 8~16 岁儿童抑郁症状的评估。

表20　儿童抑郁障碍自评量表(DSRSC)

指导语:这是一个关于儿童对抑郁认识及本身抑郁状况的问卷调查,请认真阅读每个问题与选项,结合自身情况选择符合自己的选项,在符合你的那一格"√",这个过程大概需要2~5 min。

评定方法:0~2三级评分,0=没有此问题,1=有时有,2=经常有。

问题	没有	有时有	经常有
1.盼望美好事物。			
2.睡得很香。			
3.总是想哭。			
4.喜欢出去玩。			
5.想离家出走。			
6.肚子痛。			
7.精力充沛。			
8.吃东西香。			
9.对自己有信心。			
10.生活没意思。			
11.做事令人满意。			
12.喜欢各种事物。			
13.爱与家人交谈。			
14.做噩梦。			
15.感到孤独。			
16.容易高兴起来。			
17.感到悲哀。			
18.感到烦恼。			

③焦虑抑郁筛查量表(Four-question Patient Health Questionnaire,PHQ-4):是由广泛性焦虑症筛查表(GAD-2)和抑郁筛查表(PHQ-2)组成的简明工具,用于简单而准确地评估受试者的焦虑和抑郁症状。包括4项评估,受试者需回顾过去两周内的焦虑或抑郁症状并按照自身实际情况赋分,详见表21。采用Likert4级评分法,"完全没有"=0分,"几天但不到一周"=1分,"超过一半的天数"=2分,"几乎每天"=3分。

问题	完全没有	几天但不到一周	超过一半的天数	几乎每天
表21　抑郁快查量表(PHQ-4)				
焦虑筛查(GAD-2)				
1.感到紧张、焦虑或紧张。				
2.无法停止或控制担忧。				
抑郁筛查(PHO-2)				
3.对做事兴趣或乐趣不大。				
4.情绪低落、沮丧或绝望。				

如果焦虑的两种核心症状得分大于或等于3分(GAD-2≥3),则受试者的焦虑筛查结果为阳性。同样,若抑郁的两种核心症状得分大于或等于3分(PHQ-2≥3),则受试者的抑郁筛查结果为阳性。最后,焦虑和抑郁的总体指标分为正常(0~2)、轻度(3~5)、中度(6~8)和重度(9~12)。

 专家提醒

支气管哮喘慢性持续期和临床缓解期是呼吸康复的合适时机。呼吸康复治疗过程中遵循"评估—调整治疗—监测"的管理循环。因此,评估在呼吸康复的过程中必不可少,可以帮助医护人员了解病情及心理状态,并根据评估结果制订个性化的呼吸康复方案。

五、支气管哮喘儿童常用的呼吸训练方法有哪些?

1.缩唇呼吸

指经鼻吸气,然后缩唇(呈吹口哨状)缓慢呼气,吸气和呼气的时间比例为1:2。缩唇呼吸可使气道内压增高,防止气道塌陷。

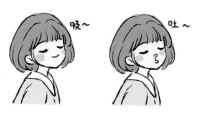

缩唇呼吸

2.腹式呼吸

　　取站位、坐位或仰卧位,放松全身,经鼻吸气,吸气时最大限度扩张腹部,呼气时最大限度收缩腹部,吸气和呼气的时间比例为1:2。腹式呼吸可增加膈肌活动范围,改善肺通气功能。

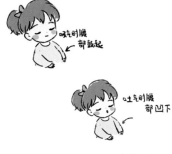

腹式呼吸方法

腹式呼吸

3.瑜伽/调息法

　　瑜伽起源于印度,是身体姿势(asana)和调息法(pranayama)的结合,目的是保持个体身体、心理、精神三个维度之间的平衡。身体姿势的变化主要为等长练习,旨在增加呼吸肌力,有助于增加肌肉力量(包括背部和呼吸肌肉)。目前关于调息法的解释有很多,可简单理解为通过缓慢或快速地吸入、呼出气体以及屏气,锻炼自主呼吸来扩大肺部活动度,使血液中氧气、二氧化碳和其他气体达到良好平衡。瑜伽和调息法可参与神经调节,有助于减轻神经元的应激反应及交感神经的过度驱动,因此可对支气管哮喘儿童的认知和情绪产生积极的调节作用。

4.其他

布泰科呼吸技术(buteyko breathing technique)和帕普沃斯技术(papworth technique)。上述两种呼吸技术的训练机制类似瑜伽/调息法,主要通过预防过度通气和呼吸潴留的方式来达到呼吸控制。

训练频率:15 min/次,每天训练1~2次,训练时间为3~6个月。

 专家提醒

(1)所有呼吸训练都要遵循经鼻吸气,尽量纠正用嘴吸气,以免影响牙齿及口腔发育。

(2)可先在仰卧位下进行腹式呼吸,使其更易于完成。

(3)在练习腹式呼吸的过程中注意避免憋气情况出现。

(4)所有呼吸训练需量力而行,以不感到不适为宜。

六、支气管哮喘儿童常用的运动训练方法有哪些?

运动训练是支气管哮喘儿童非药物预防和控制策略的重要组成部分,运动训练主要分为有氧训练及力量训练。

1.有氧训练

有氧训练也俗称耐力训练,是指机体在有氧情况下进行的运动训练,可以分为上肢有氧训练和下肢有氧训练。

①上肢有氧训练可以进行俯卧撑、平板支撑、哑铃、引体向上、拉力器、羽毛球及网球等运动,它有助于改善支气管哮喘儿童上肢肌肉的力量,增强日常活动能力。

②下肢有氧训练可以进行快步走、慢跑、跳绳、游泳、爬楼梯、功率直行车及拉

伸等运动,它有助于改善吸气肌功能,提高心肺功能和运动耐力,提高支气管哮喘儿童生活质量。

训练频率:40~60 min/次,2~3次/周,中等强度,训练时间为3~6个月。

强度监测:目标心率法,心率应该控制在(220-年龄)×50%到(220-年龄)×60%之间。

2.力量训练

力量训练又被称为阻力训练,是通过增加负荷锻炼局部肌肉群的运动训练。力量训练也可以分为上肢力量训练和下肢力量训练。

①上肢力量训练可以采用弹力带、沙袋、哑铃、水球等物品进行负重训练、投掷训练,有助于增加支气管哮喘儿童上肢肌肉力量和体积,改善病后呼吸困难情况和日常活动能力。

②下肢力量训练可以采用弹力带、重物以及某些特定的肌力训练器进行训练,有助于增加支气管哮喘儿童的下肢肌肉力量和肺活量,改善其肺功能,提高生活质量。

训练频率:每组进行8~12次重复,每次1~3组,2~3次/周,训练时间至少持续2个月。

有研究显示,力量训练与有氧训练相比,在改善肌肉代谢和功能方面不如后者,所以多推荐两者联合,力求达到理想的运动训练效果。

 专家提醒

(1)推荐中等强度有氧训练。有研究显示支气管哮喘儿童进行中等强度的运动是有效、安全的。

(2)支气管哮喘儿童进行运动训练需通过评估制定个性化的运动训练方案,以达到积极的健康促进作用,避免盲目训练带来的过度消耗或无效运动。

(3)运动训练过程中需注意监测运动强度。

🌱 七、支气管哮喘儿童呼吸康复的注意事项有哪些?

(1)呼吸康复是改善儿童支气管哮喘控制水平重要的非药物治疗方法,首先需根据儿童的年龄、病情等因素选择合适的评估方法进行评估,并根据评估结果制定个体化的呼吸康复方案。

(2)呼吸康复方案包括了呼吸训练及运动训练,需根据评估结果选择适合的训练方法及训练强度,切忌盲目训练。

(3)训练方法应由经过呼吸康复培训的专科护士对支气管哮喘儿童及其家长进行指导,经评估其掌握动作要领后再进行居家训练,以保证治疗效果并避免不安全因素。

(4)呼吸训练过程中可以适当休息以缓解或消除不适感,如没有缓解则需暂停呼吸训练并及时就医。

(5)运动训练过程中为预防运动引起支气管哮喘发作,应该在支气管哮喘控制良好的情况下进行;运动前可先进行15 min的低强度活动进行热身;运动训练应在成人监督下进行,注意监测运动强度,避免持续高强度运动。

(6)无论是在专业训练场地还是居家进行训练都应注意安全,穿着合适的衣物及鞋袜,避免运动训练造成的损伤。

(7)呼吸康复方案不是一成不变的,应根据医护人员的安排及时进行复诊,对当前方案的训练结果进行评估,并根据评估结果对当前方案进行调整,以达到理想的治疗效果。

(8)呼吸康复训练时间较长,为达到理想的效果需要长期坚持,切忌半途而废。

—— 主要参考文献 ——

[1]白嘉懿.美丽又危险 无数女孩热衷的美甲有"毒"吗?[J].中国化妆品,2022(4):118-120.

[2]车小燕,刘玉琳,杨帆,等.儿童支气管哮喘居家呼吸康复方案的构建[J].军事护理,2022,39(12):43-46,74.

[3]车小燕,刘玉琳,杨姝晖,等.儿童哮喘运动方案的最佳证据总结[J].护理学报,2022,29(11):41-46.

[4]崔琰,张玉侠.儿科护理学[M].7版.北京:人民卫生出版社,2021.

[5]第三次中国城市儿童哮喘流行病学调查[J].中华儿科杂志,2013,51(10):729-735.

[6]富妍妍,刘伟,徐丽媛.郊区和城区空气污染物浓度差异及与儿童哮喘患病情况的关系[J].中国儿童保健杂志,2022,30(11):1262-1266.

[7]关宏岩,赵星,屈莎,等.学龄前儿童(3~6岁)运动指南[J].中国儿童保健杂志,2020,28(6):714-720.

[8]顾建青.儿童早期养宠物能否防止过敏[J].中华临床免疫和变态反应杂志,2022,16(04):427.

[9]国家呼吸系统疾病临床医学研究中心,中华医学会儿科学分会呼吸学组哮喘协作组,中国医药教育协会儿科专业委员会,等.中国儿童哮喘行动计划"百问百答"[J].中华实用儿科临床杂志,2021,36(7):491-513.

[10]何丽婷,潘家华.儿童哮喘管理与哮喘控制水平的临床研究[J].中国当代儿科杂志,2023,25(1):73-79.

[11]洪建国.儿童支气管哮喘规范化诊治建议(2020年版)解读[J].中华医学信息导报,2021,36(23):21.

[12]江载芳.实用小儿呼吸病学[M].2版.北京:人民卫生出版社,2020.

[13]李允,高怡、郑劲平.《2021年ERS/ATS常规肺功能检查判读指南》的解读[J].中国循证医学杂志,2022,22(12):1375-1381.

[14]龙虹羽,林江涛.哮喘患者的自我管理与哮喘行动计划[J].中华医学杂志,2019,99(16):1271-1273.

[15]上海市医学会儿科分会呼吸学组,上海儿童医学中心儿科医疗联合体(浦东).儿童哮喘常用吸入装置使用方法及质控专家共识[J].中华实用儿科临床杂志,2020,35(14):1041-1050.

[16]王凯,苏林雁,朱焱,等.儿童焦虑性情绪障碍筛查表的中国城市常模[J].中国临床心理学杂志,2002,10(4):270-272.

[17]孙金峤.特殊健康状态儿童预防接种专家共识之二十——静脉注射免疫球蛋白使用者的预防接种[J].中国实用儿科杂志,2019,34(5):336-337.

[18]孙金峤.特殊健康状态儿童预防接种专家共识之三——原发性免疫缺陷病的预防接种[J].中国实用儿科杂志,2018,33(10):740-742.

[19]苏林雁,王凯,朱焱,等.儿童抑郁障碍自评量表的中国城市常模[J].中国心理卫生杂志,2003,17(8):547-549.

[20]王硕敏,胡一凡,周炳贤,等.中国儿童哮喘与居室内环境相关性的系统评价[J].中国循证医学杂志,2023,23(3):327-333.

[21]王卫平,孙锟,常立文.儿科学[M].9版.北京:人民卫生出版社,2018.

[22]易绘,梁亚勇,肖奕青,等.婴幼儿和儿童哮喘过敏原IgE检测及临床意义[J].中国免疫学杂志,2019,35(3):340-344.

[23]于靖波.成人和儿童支气管哮喘患者疾病发作管理差异[J].中华结核和呼吸杂志,2020,43(9):823-826.

[24]张洋,王慧渊,耿妍,等.支气管哮喘儿童情绪问题现状及相关因素分析[J].中国儿童保健杂志,2022,30(12):1400-1403,1408.

[25]赵艳,汤磊,胡娜,等.高脂饮食与儿童哮喘或反复喘息关联性的系统评价和Meta分析[J].中国循证儿科杂志,2018,13(4):253-258.

[26]中国哮喘儿童运动处方专家共识,中华医学会儿科学分会呼吸学组哮喘协作组,中国医师协会儿科医师分会儿童耳鼻咽喉专业委员会.儿童过敏性鼻炎诊疗——临床实践指南[J].中国实用儿科杂志,2019,34(3):169-175.

[27]中国医药教育协会儿科专业委员会,中华医学会儿科学分会呼吸学组哮喘协作组,中国医师协会呼吸医师分会儿科呼吸工作委员会,等.中国哮喘儿童运动处方30问.中华实用儿科临床杂志,2022,37(8):584-595.

[28]中国医药教育协会儿科专业委员会,中华医学会儿科学分会呼吸学组哮喘协作组,中国医师协会呼吸医师分会儿科呼吸工作委员会,等.中国哮喘儿童运动处方专家共识[J].中华实用儿科临床杂志,2022,37(8):563-571.

[29]中华耳鼻咽喉头颈外科杂志编辑委员会鼻科组,中华医学会耳鼻咽喉头颈外科学分会鼻科学组,小儿学组.儿童变应性鼻炎诊断和治疗指南(2022年,修订版)[J].中华耳鼻咽喉头颈外科杂志,2022,57(4):392-404.

[30]中华儿科杂志编辑委员会,中华医学会儿科学分会呼吸学组,中国医师协会儿科医师分会儿童呼吸专业委员会.儿童支气管哮喘规范化诊治建议(2020年版)[J].中华儿科杂志,2020,58(9):708-717.

[31]中华医学会变态反应分会呼吸过敏学组(筹),中华医学会呼吸病学分会哮喘学组.中国过敏性哮喘诊治指南(第一版,2019年)[J].中华内科杂志,2019,58(9):636-655.

[32]中华医学会儿科学分会呼吸学组.白三烯受体拮抗剂在儿童常见呼吸系统疾病中的临床应用专家共识[J].中华实用儿科临床杂志,2016,31(13):937-977.

[33]中华医学会儿科学分会呼吸学组哮喘协作组.低剂量吸入性糖皮质激素的长期治疗对中国轻中度哮喘儿童身高的影响[J].中国实用儿科杂志,2018,33(8):606-617.

［34］中华医学会儿科学分会临床药理学组,国家儿童健康与疾病临床医学研究中心,中华医学会儿科学分会呼吸学组,等.中国儿童咳嗽诊断与治疗临床实践指南(2021版)[J].中华儿科杂志,2021,59(9):720−729.

［35］中华医学会呼吸病学分会哮喘学组.支气管哮喘防治指南(2020年版)[J].中华结核和呼吸杂志,2020,43(12):1023−1048.

［36］ARNETZ B B,ARNETZ J,HARKEMA J R,et al. Neighborhood air pollution and household environmental health as it relates to respiratory health and healthcare utilization among elderly persons with asthma[J]. Journal of Asthma,2020,57(1):28−39.

［37］DAS R R,SANKAR J,KABRA S K. Role of Breathing Exercises in Asthma−Yoga and Pranayama[J]. Indian Journal of Pediatrics,2022,89(2):174−180.

［38］GRIFFITHS D,GIANCOLA L M,WELSH K,et al. Asthma control and psychological health in pediatric severe asthma[J]. Pediatric pulmonology,2021,56(1):42−48.

［39］KAFFASH−CHARANDABI N,ALESHEIKH A A,SHARIF M. A ubiquitous asthma monitoring framework based on ambient air pollutants and individuals' contexts[J]. Environmental Science and Pollution Research,2019,26(8):7525−7539.

［40］Kroenke K,Spitzer R L,Williams J B W,et al. An Ultra−Brief Screening Scale for Anxiety and Depression: The PHQ−4[J]. Psychosomatics,2009,50(6):613−621.

［41］LUAN X,TIAN X,ZHANG H,et al. Exercise as a prescription for patients with various diseases[J]. Journal of Sport and Health Science,2019,8(5):422−441.

［42］TASHIRO H,SHORE S A. Obesity and severe asthma[J]. Allergology International,2019,68(2):135−142.

［43］XIANG L,ZHAO J,ZHENG Y J,et al. Uncontrolled asthma and its risk factors in Chinese children:A cross−sectional observation study[J]. Journal of Asthma,2016,53(7):699−706.

［44］ZHANG C H,XU W,XU B P,et al. The Relationship of Satisfaction and Worry about Physical Activity with Physical−Activity Level in Children with Asthma[J]. Indian journal of pediatrics,2021,88(5):492−493.